症例に合った**心**と**身体**に優しい療法

発達障害
食事・栄養・
キレーション療法
をご存じですか？

国立研究開発法人
国立精神・神経医療研究センター
功刀《くぬぎ》 浩医師
監修

樋田 毅

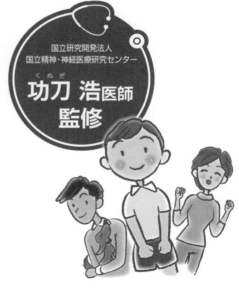

発達障害　食事・栄養・キレーション療法をご存じですか？

目次

まえがき

「発達障害は治らない。だから、向精神薬などの薬剤で異常行動をできるだけ抑える」。

「障害に合わせた療育やリハビリによって、その子なりの人生を送れるように、手助けする」。

発達障害児を持つご家族の方々のほとんどは、以上のように考えておられるのではないでしょうか。

一方で、インターネットのサイトなどでは、「発達障害は、こうすれば治る」といった広告をよく見かけます。同様のタイトルの本も書店に並んでいます。それらには、いわゆる民間療法の類も多く、「人の弱みに付け込む商法かも」と疑心暗鬼になったり、「もう騙されない」との思いを抱かれたりしている方も多いのではないでしょうか。

不確かな情報が目に余るほど溢れる中で、発達障害児の保護者の集まりなどでは、「治る」という言葉は禁句になっているという話も耳にします。

どのご家族も、わが子をずっと見守ってこられて、それぞれ言葉にできないご苦労がおありのはずです。


本書は、そのタブーに挑戦しています。

医学や科学は日進月歩の状況です。たとえば、ほんの少し前まで、「ガンは治らない死の病」とされていましたが、いまはどうでしょう。同じように、発達障害に対しても、なにか新たな、あるいは別の視点からの取り組みがあるのではないか。

本書は、そうした観点から、全国各地で実際に治療を施されている七人の医師にたどり着きました。「発達障害は治る可能性がある」、あるいは「少なくとも、症状を改善できる」と信じ、日々実践しておられる医師の方々です。

第一章では、発達障害をめぐる最新の考え方や情報などを紹介しています。第二章では、七人の医師に様々な問題をぶつけ、回答をいただいています。どんな医療知識と経験に基づき、どんな治療を施し、どんな実績を上げているのか、そして、どんな問題や悩みを抱えているのか。

さらには、治療の効果について、科学的な証明はできているのかといった、あえて答えにくい質問もぶつけています。

それでもまだ、「騙されないぞ!」という警戒心をお持ちください。各インタビューの後には、読者の皆さんにはぜひお伝えしたい「症例報告」も添付しています。

ところで、七人の医師の本来の専門領域は、心療内科、内科、疼痛治療科、救急科、漢方医など様々です。しかし、共通点はあります。どの医師もグルテン・フリー（小麦除去食）や糖質制限、漢方の薬膳などの食事指導を重視していることです。さらに、ビタミンやミネラルなどの栄養サプリメントの投与を治療の中心に据えていることです。脳内に蓄積されている、水銀などの重金属や農薬などを体外に排出するための、キレーション・デトックス（毒素排出）療法に力を入れている医師もいます。

これらの実践を一言で括れば、「食事・栄養・キレーション療法」ということになると思います。

この療法を支えているのは、「オーソモレキュラー」と呼ばれる米国発の医学理論です。「分子整合栄養学」などと訳され、ビタミンやミネラルなどの栄養を補うことによって、心身を分子レベルから元気にするという考え方です。日本で十分に市民権を得ているとはいえない医学理論です。

ではなぜ、七人の医師は日本の医学界の「常識」から外れる療法に取り組むことになったのでしょうか。そこにはそれぞれの医師が、医師としての人生を問い直し、意識を変える強烈な体験があり、その体験に基づく覚悟や信念を持って、医学界の「常識」と闘っていることが、明らかになります。

発達障害の子どもたちへの「食事・栄養・キレーション療法」は現実問題として、まだ日本の社会に広がっていません。その理由に挙げられるのは、治療の効果を客観的に評価した「エビデンス（科学的根拠）」となる学術論文がないからだ、という批判があります。有り体に言えば、「たまたま良くなった症例だけを誇大に宣伝し、効果のなかった症例は意識的に無視しているのではないのか」という指摘です。

こうした現状を踏まえて、本書では、「オーソモレキュラー」の発祥地である米国で二〇一八年春に発表された最新の学術論文の要約を《参考》欄で紹介しています。アリゾナ州立大学のアダムス教授らによる「自閉スペクトラム症を対象とした包括的食事・栄養療法ランダム化（無作為化）比較試験　一重盲検法による12か月の追跡」と題した論文です。

この論文では、食事・栄養療法による治療を施したグループと非治療グループに無作為に分けたうえ、一年間の経過を比較検証しています。アダムス教授らは同療法の有効性について「明確なエビデンスを提供できた」と結論付けています。

第三章では、日本の精神・神経科医療の世界で、七人の医師の取り組みはどのような評価を受けているのかについて考えます。具体的には精神医学界の重鎮の一人、国立精神・神経医療研究センターの功刀《くぬぎ》浩医師に七人のインタビュー原稿を読んでいただき、率直な感想・評価と解説をお願いしました。

功刀医師はうつ病などの治療・研究を専門とする医師で、精神疾患と栄養の関係についても深い関心を持って研究されています。『こころの病に効く精神栄養学』などの一般向け著書もあり、テレビ番組にも度々出演されています。功刀医師には、アダムス教授らの論文への評価もお願いしています。

ところで、文部科学省が二〇一二年に全国一二〇〇の公立小中学校を対象に実施した調査では、通常学級に在籍する児童生徒の約六・五パーセントが発達障害の可能性があるとの結果でした。発達障害的な傾向にある「グレーゾーン」の児童生徒を含めれば、一〇パーセント近いという見方もあります。しかも、この数字には、通常学級には在籍しない、施設などに通う発達障害の子どもたちは含まれていません。

冒頭に書いたように、日本ではそれぞれの障害に合わせた療育を施し、障害に合わせた生活の場を整える、という施策が取られています。

実際の医療現場では、子どもたちの様々な「問題行動」を抑えるため向精神薬（抗精神薬）が処方されるケースも多く、その副作用で苦しむ子どもたちも珍しくありません。

年々増え続けている発達障害。私たちの社会はどのように対処したらいいのでしょうか？　本書を通じて読者の皆さんと一緒に考えたいと思います。そして、発達障害児を持つご家族の方々に少しでも役に立ち、その対処方法の選択肢を広げるための情報を提供したいと考えています。

まえがき

第一章

発達障害をめぐる現状＝インタビューをお読みいただく前に

●発達障害の種類

最近、発達障害の話題がテレビや新聞などで取り上げられることが多くなりました。発達障害は以前、自閉症と一括りにされていましたが、現在は「様々な脳機能の障害の総称」とされているようです。

具体的には…

症状名	具体的症状
「自閉スペクトラム症（ASD）」	・周囲とのコミュニケーションが苦手。 ・一つの物事に過度にこだわり、他のことができなくなる。
「注意欠如・多動性障害（ADHD）」	・落ち着きや注意力に欠ける。 ・突然走り出すなど衝動的な動きが目立つ。
「限局性学習障害（LD）」	・読み書きや計算能力の発達が遅れている。
精神遅滞も重なった知的能力障害群、運動能力障害群	・知的能力で、記憶力などの低下。精神発達年齢の遅滞。 ・様々な運動能力の低下、発達の遅れ。
※音や光、皮膚感覚の**過敏**。逆に、痛みや寒暖に気づきにくいなどの**感覚鈍磨**の症状が伴うこともある。	

…で知られています。

自閉症は一九四〇年代に米国ボルチモアのレオ・カナーという医師が発見したとされ、当時はごく珍しい病気とされていました。研究が進むにつれて、症状の名称や定義、適用範囲も大きく変化しており、例えば、以前は「アスペルガー症候群」「広汎性発達障害」とされていた病態が、最新の分類ではいずれも「自閉スペクトラム症（つい最近まで自閉症スペクトラム障害と呼ばれていました）」という診断名の中に吸収されているようです。ご家族の立場から考えると、なんとも分かりにくい症状分類ということになりそうです。

●発達障害の定義

二〇〇五年に施行された日本の発達障害者支援法によると、「発達障害」の定義は「脳機能の障害」となっています。脳に萎縮が見られるアルツハイマー病などのように、脳細胞や脳画像上に異常が見つかる「器質的な障害」ではなく、「脳の働きの機能的な障害」であるという位置付けです。米国精神医学会の定義では「神経発達障害（neurodevelopmental disorder）」となっています。英語の「development」は、日本語でいう発生（子どもが生まれるまで）と発達（生まれた後）を合わせた意味を持つので、先天的障害、後天的障害の双方を含んだ意味合いがあるようです。

いずれも、「精神疾患」という表現はなく、うつ病や統合失調症などの精神疾患とは、名称の上では区別しているようです。もちろん、だからと言って、発達障害が精神疾患には分類されない、とまでは言い切れません。

発達障害は生まれつきの、先天的なものなのかどうか。これは議論が分かれています。岩波新書『発達障害』(岩波明著)には、「発達障害は生まれつきのものであり、成人になってから発症するものではない」とはっきり書かれています。遺伝要因が関与する根拠として、同じ家族内の発症率が高いとの指摘があります。

一方で、最近の発達障害児の急増は遺伝要因では説明できないとする説もあります。つまり、遺伝要因に環境的要因が重なることで発症するという説です。先天的な疾患ではあるけれども、遺伝によるものではなく、妊娠中の母親の子宮出血や、母親の糖尿病の罹患が原因とする説もあります。

さらに、環境要因として、水銀などの重金属、農薬などが母親の胎盤を通して、あるいは生後に母乳などを通して赤ちゃんの腸から吸収され、血液循環によって脳に届くことで発症するという説や、ビタミン類、亜鉛など体内の代謝(生化学反応)に欠かせない微量物質の欠乏によって発症するという説などがあります。いずれの説についても、確定的な証拠があるわけではありません。

発症する子どもたちの男女比は、男児五:女児一の説があり、いずれにせよ男の子が圧倒的に多いようです。バランスの良い脳の働きは、右脳と左脳をつなぐ「脳梁」と呼ばれる領域が大きな役割を果たしていて、女性の脳梁は厚く、男性の脳梁は薄いので、発達障害は男の子に多いという説があります。

女性は台所仕事をしながらテレビの天気予報を見るなど、同時にいろいろなことをこなせる「バランス脳」タイプが多く、男性は新聞を読んでいるときに、妻の問いかけに気づかないなど、一点集中型の「こだわりの強いタイプの脳」が多いとされ、その極端なケースが発達障害という解釈です。

一方で、発達障害の発症に関連した遺伝子の一部が性染色体上にあるため、男女の発症率に差が生じるという説もあり、はっきりしていません。

あるいは、女児は男児よりも早く言葉を覚えるので、社会性も早く育まれ、発達障害を見つけにくいだけ、という説もあるようです。女性の発達障害は幼児期ではなく、思春期に見つかるケースが多いとされ、今後の解明が待たれます。

●本書執筆のきっかけ

私が本書を執筆するきっかけになったのは、三年前にたまたま始めたグルテンフリーの生活でした。健康とダイエットを目的に、食べ物から小麦を抜く。外食の際も、小麦、小麦粉を使ったメニューは選ばない。そんな暮らしを始めたのです。世の中には小麦を使った食べ物が満ち満ちています。パン、うどん、ラーメン、焼きそば、お好み焼き、ケーキ……。大好きだったこれらの食べ物を絶ったのですから、半年ほどの間に八四キロあった体重が六九キロになりました。しかもそれだけではなく、時々胸が締め付けられるような痛みに襲われた、持病の逆流性食道炎が起きなくなりました。

なぜ、逆流性食道炎が治ったのか。グルテンフリーに関する本を読みあさると、逆流性食道炎もグルテンの影響で発症するケースがあり、その場合、小麦をやめれば治ることがあると書かれていたのです。

口から肛門にいたるまで、外界と接する皮膚と同じで様々な問題が起きるようです。逆流性食道炎も、その一つだ、という指摘でした。そうした説明に対して、正直に言えば、いまも半信半疑なのですが、体の様々な症状と食事の間には複雑な因果関係があることについては、納得できました。そして、逆流性食道炎に限らず、時々悩まされていた胃腸の不調や蕁麻疹などが出なくなったことも驚きでした。

グルテンフリーを勧める本の幾つかに、発達障害はグルテンフリーを含めた食事・栄養療法で治療できる可能性がある、という記述がありました。「えっ、まさか?」というのが率直な思いでした。

読み進めると、一九六〇年代に米国で始まった「オーソモレキュラー」という医学理論が根拠となっていることを知りました。病気治療のためには、人体を分子レベルから捉え直す必要があり、ビタミンなどの栄養(同理論では「分子矯正物質」と説明)を大量に摂取することで、分子レベルで心身のバランスが整えられ、体だけでなく心も元気になる。発達障害やうつ病、統合失調症などの治療にも適用できる。簡単に言えば、こんな医学理論です。さらに調べると、ビタミンやミネラルなどの栄養が脳内の細胞や神経伝達物質の活性化に好影響を与えるメカニズムについての研究が進んでいること、独自の栄養解析の手法が開発され、対象者の栄養状態や症状に合わせた様々なサプリメントがつくられていること、微量な重金属類が脳に与える影響や、その重金属類を安全に体外に排出させるデトックス・キレーションの手法が確立されつつあることを知りました。ひとことでいえば、オーソモレキュラー医学を支える生化学、栄養学が進化(深化)していることがわかってきました。

創始者のライナス・ポーリング博士はノーベル化学賞の受賞者で、世界的にも知られた、信頼の置ける生化学者です。日米両国の医学界で少数派ではあるものの、この学説を信奉し、実践する医師が特に米国で徐々に増えていることもわかりました。

●食事療法のこと

心の病は栄養不足やアレルギー的な要因によって起きる。だから、必要な栄養を摂取すれば、そして、グルテンなど特定の食材を制限する食事にすれば、症状が改善される。普通に考えれば、「ありえない！」ですよね。それでも、発達障害の子どもたちを食事や栄養剤によって救えるという指摘に強い関心を持ち、発達障害について勉強と取材を始めることにしました。

その実践例を探していて、『発達障害の薬物療法を考える』（彩流社）という本に、大阪の実践例が紹介されていることがわかりました。アレルギー専門のF医師で、早速、取材を申し込んだのですが、あっさり断られてしまいました。この分野の医師の取材は非常に困難だと自覚しました。

本の著者の嶋田和子さんにお会いすると、本に書かれている通り、発達障害の子どもたちの中には、うつ病や統合失調症などの精神疾患の患者さんに処方される向精神薬とよく似た薬を投与されるケースが多いこと、その副作用で苦しむケースも多いことを話していただきました。嶋田さんは「取材で子どもたちの苦しむ姿を何人も見てきた経験から、子どもへの向精神薬投与は、慎重の上にも慎重にという思いを消し去ることができない」と訴えていました。そして、本書でインタビューさせていただいた東京の池田勝紀医師を紹介してもらいました。

●初めての取材

池田医師への取材は、私を勇気付けるものでした。

次章で詳しく書きますが、池田医師は長男が発達障害と診断されていました。日本の医学界では、発達障害の治療は不可能とする考え方が主流で、池田医師は諦めかけますが、思い切って米国の学会に出席し、オーソモレキュラーに基づく食事・栄養療法を学びます。
帰国後、この療法を先駆的に実践している千葉県の柏崎良子医師のところへ長男を連れて行き、グルテンフリー（小麦除去食）、カゼインフリー（乳製品の除去食）の食事療法を開始。ほかにも、ビタミン類の投与のほか、脳内の水銀のキレーション（毒物排出）なども行い、しばらく様子を見守ると、長男の症状が大きく改善されたのだそうです。長男は当初、発達障害の子どもたちを受け入れる療育センターに通っていたのですが、近所の幼稚園、さらに地元の小学校入学の際は、普通クラスに入り、元気に学んでいるようです。

池田医師は自身の経験を踏まえ、東京・港区の高輪台で発達障害専門の外来クリニックを開所しました。また、妻で看護師の美幸さんと協力して発達障害の子どもたちを受け入れる児童発達支援・放課後等デイサービスも開設しました。毎日、子どもたちに出す補食（おやつ）はグルテンフリー、カゼインフリーの各種ビタミンの豊富なものばかりにし、親御さんたちへの食事指導も同時に行うという、「日本で最初の食事・栄養療法を取り入れた児童発達支援・放課後等デイサービス」とうたっています。

私は、池田医師の助言を得て、全国各地で同様の取り組みをしている医師たちに会う旅を始めました。それぞれの体験や実践内容などをおうかがいすることにしたのです。

こうした取り組みをするクリニックは、現時点ではおそらく全国で数十の単位で存在していることがだんだん分かってきました。

本来ならそのすべての医師に会いたかったのですが、取材の都合もあって、地域性や治療法の違いなどのバランスを考え、七人の医師たちを「代表選手」として選ばせていただき、インタビューを試みることにしました。

●私が見た発達障害

発達障害の子どもたちの姿は、普段の暮らしの中では見えていません。正確に言えば、発達障害の子どもや家族は、社会の表に立たないように、ひっそりと生きていて、逼塞状態にあるというのが現実だと思います。けれども、この問題に関心を持つようになると、様々な世界が見えるようになってきました。

あるとき、電車を待つホームで男の子が突然、一人縄跳びをするようにジャンプを始めたのです。驚くというか、何をすればいいのかもわからず、ただ茫然と見ているしかありませんでした。ご両親が男の子を制止しようと、その子の両脇を抱え込みますが、男の子はさらに緊張し、苦しげな表情でジャンプをやめません。

そうこうしているうちに、電車がホームに入り、ドアが開きました。男の子は一瞬たじろいだような表情を見せ、ジャンプをやめました。ご両親は安堵の表情で、それでも男の子を抱きかかえるようにして車内に入っていきました。見ていた私も、ほっと胸をなでおろしました。つい最近、大阪の地下鉄のホームでの出来事です。

私の子どもたちが小中学生のころ、学校へ授業参観に行くと、教室内で歩き回り、大きな声を出す子がいました。席に座っていることが苦痛という表情だったと思います。お母さんの、周囲に気を使った、すまなさそうな表情も忘れられません。発達障害の子どもたちや、ご家族の方たちにとって、日常的な場面の一つだったのだと、いまにして思い返しています。

●発達障害の歴史

『自閉症の僕が飛び跳ねる理由』（角川文庫）という本も読みました。発達障害の青年、東田直樹さんが一三歳の時に書いた本で、言葉を発するのは苦手だったにもかかわらず、文字盤のポインティングとパソコンによって、心の内を綴った作品です。

「僕が飛び跳ねているとき、気持ちは空に向かっています。空に吸い込まれてしまいたい思いが、僕の心を揺さぶるのです……」。私は東田さんの講演会も聞きに行きました。講演では、東田さんの繊細な心と、彼が言葉を紡ぎ出すのを助けるお母さんの深い愛情を感じ取ることができました。

発達障害は治るのか、それとも、治らないのか。「治らない」という定説に立つと、その子の障害に合わせた療育とリハビリを施し、障害に合わせた人生を送れるように、社会が施設や仕事などを用意することになります。各地に設けられている支援学級、障害者向け放課後等デイサービス、授産施設などは、そうした考え方でつくられました。

私の高校時代の友人の水谷洋一君は、京都市上京区にある「西陣児童館」を拠点に、発達障害の子どもたちを対象にした学童保育などの取り組みを約四十年間にわたって続けてきました。

西陣地区に発達障害児を預かるグループができたのは一九七七年です。当初は個人宅を間借りしての活動。翌七八年からは西陣学童保育所に集まり、週末の「お出かけ」活動などをしていましたが、水谷君たちは自前の施設を作ろうと奔走し、一九八一年に「西陣児童館」を完成させました。

この施設は鉄筋コンクリート三階建てで、総工費は約七千五百万円。水谷君らは、地元の西陣織物の業者などを回って、二千万円以上の寄付を集めたそうです。中央競馬社会福祉財団にかけあって三千万円余りの補助金を得て、それでも借金を抱えてのスタートでした。

国の発達障害者支援法ができたのは二〇〇四年ですから、水谷君らが取り組みを始めて二十五年後です。これまでに延べ千人以上の学童保育を引き受けてきた「西陣児童館」は、発達障害児の療育施設として、全国でも草分け的な存在ということになります。

「発達障害という言葉ができたのは、ずっと後のこと。最初のころは、自閉症という言葉だって一般には広がっていなかった。お母さんが『うちの子はテレビを見過ぎて頭が変になり、友達と遊べなくなった』と言って、うちの施設へ連れてきた、ということもあったんや」と、彼は振り返りました。

発達障害の子どもたちは、大人になっても社会の受け皿がないので、水谷君たちは家族の希望に応えるように、発達障害の人たちに働く場などを提供するデイサービスセンターや、家族から独立して生活するためのグループホームやケア付きアパートなどを次々につくりました。

水谷君は「発達障害の子どもたちを預かるということは、彼らの人生を丸ごと引き受ける覚悟がいる」と、しみじみ話していました。

その水谷君は二年前、後進に道を譲って施設責任者の役職を降りました。今回の本の内容を打ち明けると、彼はこう答えました。

「私が発達障害児に関わった時代、子どもたちの症状を食事や栄養によって治すという発想そのものが社会にはなかった。子どもたちの多くは、お医者さんのところに通い、薬を処方されていた。それは、やむを得ないことだったと思う」

二〇〇四年以降、発達障害者支援法に基づいて全国各地に次々とできた放課後等デイサービスなどの療育施設も「発達障害は治らない」ことを前提に運営されているのが実情です。

一方、「治療は可能」「症状を改善できる」という立場に立つと、子どもたちの未来の世界が違った形で見えてくるように思います。七人の医師たちは、オーソモレキュラー理論に依拠しながらも、それぞれ独自の考え方と治療法で子どもたちに接しています。子どもたちの興奮や発作的な行動を、向精神薬などで抑えるのはできるだけ避け、食事や栄養・キレーション（毒物排出）の効果によって、徐々に、自然な形で落ち着きを取り戻してもらう。子どもたちの症状を改善し、その子が持つ本来の力を発揮できるようにする。最終的には、子どもたちが社会で活躍できるようにしたい。七人の医師たちは、子どもたちに豊かな未来を与えたいと願っているのだと思います。

しかし、そうした取り組みは、「発達障害は治らない」と考える医師たちから見れば、「本人と家族に（治るという）幻想を与える、罪深い行為」ということになりかねません。両者の「対立」はさておき、それぞれの子どもが持つ独特のこだわりや行動が、障害ではなく、個性であり、ありのままに受け入れられる。そんな社会が来ることも願わざるを得ません。

私は定年まで新聞社に在籍した元事件記者です。半世紀に及ぶ記者人生の中で、医療問題を扱った記事を書いたのはほんの数えるほどでした。今回の取材にあたって、関係の本を三〇冊ほど読みましたが、まだまだ専門的な知識に欠けることは、否定できません。しかし、各医師へのインタビューでのやり取りは、正確に再現しています。インタビューに出てくる医学上の知見や言葉については、各医師に原稿を送り、チェックを受けています。さらに、前述の国立精神・神経医療研究センターの功刀医師に本書の「監修」をお願いし、記述内容の正確性、論理性を高めるためのきめ細かい指摘や助言を受けています。功刀医師は、七人の医師へのインタビュー部分については「各医師の責任に委ねる」としています。

私としては、七人の医師たちの取り組みを伝えることで、発達障害の子どもたちやご家族の選択肢を広げ、未来を開くためにお役に立てることを願っています。七人の医師たちの主張が正しいかどうか。インタビューをどうお読みいただくのか。読者のみなさんの判断にお任せします。

第二章

食事・栄養・キレーション療法で
発達障害に取り組む七人の医師たちの挑戦

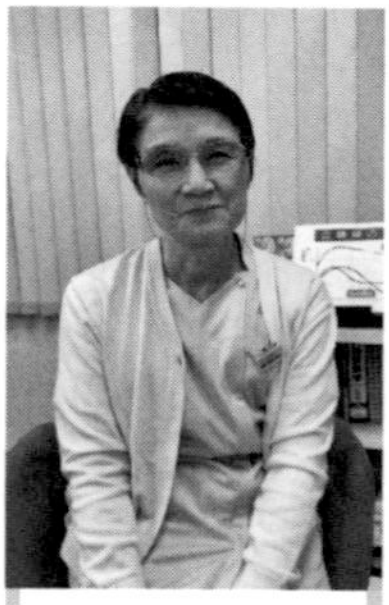

柏崎 良子 医師

千葉市稲毛区小仲台六－一九－一九
マリヤ・クリニック

千葉市のＪＲ稲毛駅から東へ五分ほど歩くと、幹線道路沿いに建つ四階建てのビルはすぐに見つかった。赤地に白色で「マリヤ・クリニック」と書かれた大きな看板。「自閉症研究室」「低血糖症治療の会」などの看板もかかる。

柏崎良子医師は、夫でキリスト教牧師の久雄さんと二人三脚でクリニックを営んできた。二〇一九年の四月七日で開院から三二年。三二歳で開院したので、ちょうど人生の半分をオーソモレキュラーに基づく「内科・小児科」医療に捧げてきた。オーソモレキュラーを全面に掲げたクリニックとしては、おそらく日本で最初のものだったかも知れない。診察室で約一時間のインタビューに応じていただいた。

最初に、ご夫妻の共著『発達障害の治療の試み』の前書きから引用させていただく。クリニック開院の経緯などが書かれている。

『(前略) 私たち夫婦が分子整合栄養学（オーソモレキュラー）に出会ったのも、機能性低血糖症の治療からでした。妻の良子の体調が悪く、強度のウツになって、医学部を同級生と一緒に卒業できないような時に、私たちは結婚したのでした。

私は妻の様態改善に役立てようと必死になって資料を集め、考察をしました。そして、精神病ではなく、体調の悪さが精神に強いインパクトを与えていることに気がつきました。（後略）』。

ご夫妻は、良子さんの症状から機能性低血糖症を疑い、糖分や精製食品の摂取を控えたところ、心身の状態は次第に回復してきたという。機能性低血糖症とは、先天的な低血糖症と異なり、食生活やストレスなど環境要因によって発症する低血糖症のことである。

――クリニック開院のきっかけは？

私自身が患った機能性低血糖症の診察・治療・研究に生涯取り組もうと考えたのです。機能性低血糖症が人の心と体を蝕むことがわかったからです。一九八七年、三二歳の時でした。あれから三二年ですから、歳がばれますね（笑）。

開業から四年後の一九九一年、分子栄養学研究所の金子雅俊所長と出会い、その後オーソモレキュラーについて、さらに真剣に勉強しました。金子所長は医師ではありませんが、オーソモレキュラーの普及に尽力した方です。私たちは、この医学理論の指導者として知られていたカナダのエイブラム・ホッファー博士とも交流しました。ホッファー博士が統合失調症とともに、機能性低血糖症にライフワークとして取り組んでいると聞いた時は、本当に嬉しく思いました。ホッファー博士は二〇〇九年に亡くなりましたが、生前に親しく交流できたことは良き思い出です。

――発達障害の子どもたちを診るようになったのはいつから？

一五年ほど前です。変に思われるかも知れませんが、スパゲティーを食べると目が輝き、夜中もおもちゃ遊びをして動き回り、頭が覚醒して手に負えない、という五歳のお子さんを連れたお母さんがクリニックにやってきたのです。

発達障害の治療を始めていた私から見ると、スパゲティーの原材料の小麦が原因だと考えました。小麦の未消化のタンパク質、ペプチド分子が血液を通して脳に働き、ヘロインやモルヒネのような作用をした結果ではないかと思いました。この子のお母さんは尿のペプチド検査を米国のＧＰＬという検査会社に依頼して調べており、やはりペプチドを検出したとのことでした。このお子さんには、検査結果を添えて、小麦の除去食が必要であるという診断書を書きました。これを機に、食事・栄養を通して子どもたちの健康を見守っていこうと考え、発達障害の子どもたちを積極的に診るようになったのです。

――子どもたちの現状は？

日本では、発達障害の子どもたちの数は右肩上がりに増えています。文部科学省など信頼できる機関の調査を見ても、子どもたち百人のうち三～四人、発達障害の疑いのあるボーダーラインの子どもたちを含めると百人のうち六～七人はいる、と言われています。

厚生労働省も医学の世界でも、発達障害は先天的なもので症状は固定的であり、障害の程度や内容に合わせた支援、療育、つまりリハビリ的な訓練が必要だという考え方が一般的ですが、私たちは発達障害の症状を改善できるし、全治することもありうると思っています。

私たちは、発達障害は遺伝的要因と環境要因が重なって発症すると考えているので、遺伝的な要因があっても、食事や栄養などによってお子さんたちの体の環境を整えることで、対処が可能だと考えているのです。

――マリヤ・クリニックの治療内容の特徴は？

子どもたちの興奮などを抑制する向精神薬は対症療法にすぎず、「使わない」ということが大前提としてあるのですが、その上で、三点ほどあります。

まず、初診の方は最初に管理栄養士がしっかり時間をとって面談し、食生活の内容などを詳しく聞き取り、カルテを作成してもらっています。私は、そのカルテを参考にして、お子さんや親御さんとじっくり話し、治療方針を決めるのです。食事の仕方、栄養の摂り方を重視しているためで、診察後の栄養指導も、私の診断に沿って管理栄養士がきめ細く行います。

このため、クリニックには六人の管理栄養士をスタッフとして揃えています。いずれも大学などで栄養学を勉強してきた人たちですが、そうした一般的な知識だけでは足りません。スタッフはオーソモレキュラーの医学理論に基づく栄養理論、ビタミンやミネラル、酵素のほかに、重金属や農薬などの毒物などについても熱心に勉強しています。

子どもたちやお母さんたちにとっては、偏食などの悩みや本音を、医者である私よりも、管理栄養士に対しての方が話しやすい面もあるようです。ですから、管理栄養士のスタッフを揃える方式は、治療の上でも有効な手立てだと考えています。

ご家族の協力を得て、グルテンフリー、カゼインフリー、つまり小麦と乳製品を摂取しない食事指導を最初に行うケースが多いのですが、その際にも管理栄養士の適切なアドバイスが有効です。

消化の良いタンパク質を十分に摂るような食事も指導しています。発達障害は脳内の神経伝達物質が不足したり、調節が不十分だったりして起こると言われています。発達障害の子どもの血液検

柏崎 良子 医師

査の結果からは、タンパク質、総コレステロール、筋肉量を表す数値が低いことが多いのがわかります。

脳神経組織を体内でつくる材料が少ないことも、言葉が遅い、コミュニケーションが取りにくいといった症状の一因と言われています。

タンパク質は、すべてのエネルギー源である三大栄養素（炭水化物、タンパク質、脂質）の一つで、その代謝物のアミノ酸は「TCAサイクル」を動かすためにも欠かせません（TCAサイクルは、消化吸収された三大栄養素からエネルギーを作り出す、細胞内のミトコンドリアにある働きです）。このほか、EPAやDHAなどの質の良い油、食物繊維の多い食品、ビタミンをたくさん含む新鮮な野菜……。とにかく管理栄養士の役割は大切です。

次に、このクリニックの成り立ちにも関係あるのですが、治療にあたって血糖値の安定にウエイトを置いていることです。これまでの治療経験からも、発達障害の子どもたちは血糖値が不安定で、貧血の子が多いのです。「多動性」と呼ばれている、動き回る症状、ジャンプを続けたり、体がだるくなったり、周囲の状況を把握できず、自分の世界に入りこんだり。こうした発達障害に特有の症状は、低血糖の時間帯に出やすい、と私たちは考えています。腸内のカビが産生する糖に反応して過剰にインスリンが分泌するようになると低血糖の状態が起き、今度は血糖を回復させるためのアドレナリン、ノルアドレナリンが増えて、脳が興奮し、落ち着かない状態になるのです。

このため私たちは、それぞれの子どもたちの血糖値の時間的変化を十分に聞き取ったうえで、朝食と昼食、昼食と夕食の間、寝る前などに間食を摂ってもらうように指導しています。血糖値を急激に上昇させる精製糖は避け、お米や芋などで作る間食です。ゆで卵や豆乳、魚肉ソーセージやレバーの串焼き、タラコや鮭などの具入りおにぎりも手頃で美味しく、子どもたちは喜びます。

こうした間食でエネルギーを平均的に供給し、血糖値を平らな状態にするわけです。この間食により、疲れやすさ、集中力のなさ、イライラ、不安感、情緒の不安定などが起こりにくくなります。

貧血の子どもたちには、貧血の改善を促すために消化酵素を含めた様々なサプリメント（ビタミン、ミネラル、プロテインなど）や食事の指導をします。血糖値を安定させながら貧血を治療するため、糖質よりもタンパク質をエネルギー源にできるように体質改善のお膳立てをするわけです。

三番目は、私たちが発達障害児の早期治療の重要性を強く訴えていることです。人間は六歳ぐらいまでに脳の九割が形成されるといいます。この時期、赤ちゃんは栄養、カロリーを存分に消費しながら、繊細に脳を発育させていくのです。小脳、海馬、扁桃体、松果体などの神経細胞が成長し、成熟していくために様々な栄養を取り込まなければならない時期は、脳の栄養バランスが崩れやすい時期でもあります。脳の機能のバランスを調整するのに欠かせない代謝の異常も起きやすい時期です。逆に言えば、この時期に発達障害の兆候を見つけ、対処すれば、治療の効果を最も期待できるとも言えるのです。

治療を始めるのは、早ければ早いほどいいのです。お母さんたちには、三歳児健診の際、保健師さんから「お子さんの発達はやや遅れ気味ですね。もう少し様子を見ましょう」と言われたら、様子を見ないですぐに連れてきてほしい、と呼びかけています。六歳までに、遅くとも八歳までにクリニックへ連れてきてほしいのです。

うちのクリニックで診た子どもたちは、六歳までが半数以上にのぼります。三歳児も四〜五歳児もいます。十歳以上の子どもたちもいますが、やはり少ないですね。決して拒んでいるわけではな

柏崎 良子 医師

いのですが、「六歳までだと治療効果が高いですよ」と呼びかけているためだと思います。

オーソモレキュラーに基づく治療では、どの施設も重視していると思うのですが、腸を元気にすることは絶対に欠かせません。腸が炎症などで傷つき、リーキーガット症候群といって、食べ物から栄養を血管に取り込む網の目状の腸壁が荒くなっていると、様々な問題ある物質が血液に流れ込み、脳に達して発達障害が発症するのです。脳に異常な興奮を引き起こすペプチド分子も流入してきます。脳の受容体とくっつき、ドーパミンが過剰に出されることよって聴覚過敏や異常行動も起きます。聴覚過敏は発達障害の子どもたちを苦しめる典型的な症状です。腸内の様子を調べ、カンジダ菌などの細菌類の異常増殖の有無も確認します。

腸を傷つける要因をできるだけなくすために、即時性、遅延性を含めたアレルギー検査を実施しています。脳の栄養バランスなどに悪影響を与える水銀などの検査も欠かせません。こうした重金属類が脳に溜まっている場合には、軽めのキレーション（毒物除去剤）も実施していきます。発達障害が発症する原因となっている可能性のある物質を一つずつ取り除いていく。モグラたたきのように根気の必要な治療を続けていくのです。

――実際のところ、治療の成果は?

正確にお話ししましょう。子どもたちの三～四割については、診察や検査などに基づく治療方針で着実に効果を上げています。ご家族も納得されています。それ以外の三～四割の子どもたちについては、治療方針は適正だと考えていますが、様々な要因で思うほどには治療効果が上がっていないのが現状です。もちろん決してゼロではないのですが、お子さんがまだ小さくて、食事療法が徹底しないケースもあります。

　たとえば、甘いものが大好きな子どもに対して、ご両親は与えないようにしているのですが、孫を不憫に思うおばあちゃん、おじいちゃんがチョコレートなどを与えて、食事療法を台無しにしてしまうこともよくあります。

　うちのクリニックには、遠方から来られる人も多く、現在も九州や京都、岐阜などからも通って来られています。そうした場合、検査をして必要な食事指導や栄養サプリメントなどを出すのですが、その後のフォローがなかなか難しいのです。電話で話しても思いが伝わりにくく、ご家族の気持ちの維持も大変です。オンライン診療を活用すれば、遠隔地の方との意思疎通がもっとできるかもしれないと思います。

　全体の一割のお子さんについては、今の私たちのやり方では治りにくいというか、治療効果が思うように上がっていません。私たちがこれまでに治療を試みたお子さんたちの中で、数人ですけれども、言葉が出るまでには症状が改善しなかったケースがあります。

　小麦のタンパク質のグルテンについて、治療を始める際には除去食を指導します。一定の時期が過ぎたら、治療の効果を見ながら小麦を使った食事の再開を認めることもあるのですが、なかなか判断が難しいですね。消化剤と併用しながらの再開も考えるのですが、小麦を含んだ食事にした途端に、落ち着かない動きがぶり返し、小麦除去食に戻したこともあります。治療方法はまだまだ研究途上にあるのだと自分に言い聞かせています。


――一日に何人の発達障害児を診ていますか？

　完全予約制で診療しており、一日一人、多くて二人です。一人あたりの診察時間を長くして、丁寧に対応しているので、それ以上のお子さんを受けつけるのは難しいのが現状です。私たちのクリニックに対する皆さんの認知度がまだまだ高くないことも理由としてあげられると思います。

うちは内科、小児科のクリニックで、患者さんたちには保険診療か保険のきかない自由診療かを選んでもらいます。発達障害のお子さんの場合は、こちらから保険の適用ができない事情を説明して、自由診療にさせていただいています。

診察にあたっては様々な検査が必要ですが、日本では無理で、米国の検査機関に検体を送るケースが多く、どうしても費用がかさみます。例えば、アレルギー検査についても、IgE抗体によって発症する即時性アレルギーについては日本で調べられますが、IgG抗体による遅延性、遅発性のアレルギーについては日本では調べられません。政府も日本の医学界も遅延性アレルギーを正式には認知していないという事情もあります。あのテニスのジョコビッチ選手も遅延性のグルテンアレルギーで、小麦と乳製品を除去した食事で立ち直ったと聞いているのですが、それでも日本では認められていないのです。

栄養サプリメントも治療効果の高い米国製のものは値段も高価です。こうした事情で、最初の検査を一通りするのに十万円ほどかかり、診察や栄養サプリメントなどの費用で、月々三～四万円ほどかかります。もちろん、検査結果をお見せして、どんな治療が必要なのかを説明し、納得してもらいます。私たちは金儲け主義ではありませんし、ご家族に負担を強いるのは心苦しいのですが、現状では如何ともしがたいのです。

――発達障害の発症に遺伝的要因はどの程度影響しているのでしょうか？

米国のオーソモレキュラー医学では、遺伝子検査を実施することが多いと聞いていますが、うちのクリニックではしていません。費用と効果のことを考えると、二の足を踏んでしまうのです。

最初に、発達障害は遺伝的要因と環境要因が複合して発症すると考えている、と申し上げました。けれども、遺伝的要因が発達障害の発症にどこまで関与しているのか、遺伝子検査を実施していないので責任ある評価はできません。欧米では、発達障害の発症に関与している遺伝子要因は、毒物への耐性や除去能力など、ケアできる範囲内の違いにとどまる、という見方があります。遺伝子検査を実施していない私には、それが正しいと言い切るまでの自信はありません。

けれども、遺伝的要因の大小は別にして、栄養や代謝、腸内環境などの環境的な要因を整えていけば、その人の体の働きを正常化し、健康を取り戻すところまで行き着くはずです。オーソモレキュラーの医学理論は、そう教えています。私たちは学究者として、誠実な姿勢で発達障害に対処していきたいと考えています。

――最後に、マリヤ・クリニックと名付けた理由を？

もちろん、私たち夫婦がキリスト教を信仰しているからですが、ルカ福音書第一章の乙女マリヤの困難を覚悟した決意からの引用です。病を治してほしいと求める人がいたら、どんなことをしても、その願いに寄り添って病を治す努力を続ける。そんな意味合いの言葉でした。そういえば、日野原重明先生が仕事をされていた病院も、聖路加《ルカ》国際病院という名前でした。病のある人たちを何とか支えてあげたい。そうした願いを常に持って、日々の診療を続けています。

【柏崎良子医師による症例報告】

（対象者）

男児　1歳6か月（治療開始時）

（診察時期）

2010年（初診の時期）

（初期の症状 発達障害の診断理由や程度など）

1歳4か月の時に小児神経科で「7か月程度の発達」と診断され、祖母の紹介で当院を受診。精神的・肉体的に成長が遅く、変わった動作をすることを心配して、栄養医学的治療をご希望されて来院。初診時には1歳6か月だったが、言葉が出ず、歩くことができず、寝つきも悪く、手をばたばたさせたり、指を異様に絡ませたり、横から人を見たりなどの症状があった。診察室に入っても最初から最後まで大声で泣いていた。

（この症例を選んだ理由）

重度の自閉症の傾向が見られていたにもかかわらず、治療によって驚くほどの発達と回復を見せ、「発達障害が栄養医学で治った」と言える症例だったので。

当時は「自閉症は遺伝的な疾患である」という考えが一般的であり、治るという概念が浸透していなかったが、この患者の症例により、医療者である私たちにとって、自閉症・発達障害が栄養医学によって治りうるものがあるということに確信を持つことができた。

（治療前の情報　ご家族の話など）

「生後間もない頃から夜泣きがひどく、ずっと寝かしつけるのが大変な状態でした。また、慢性的な便秘も続いていました。運動面ではハイハイやつかまり立ちも遅く、1歳を過ぎて友だちが歩けるようになっているのに、歩行器を使っても上手く前に進めませんでした」（母親の話）

（検査内容と治療方針）

私たちは、症状の原因を探るために、以下の検査を実施した。

・血液検査（栄養状態の診断など）
・有機酸検査（ＯＡＴ：身体の代謝状態や腸内環境の確認）
・アレルギー検査（ＩｇＥ：即時型、ＩｇＧ：遅発型の２種類）
・ペプチド検査（乳・麦の脳への影響）
・毛髪ミネラル検査（重金属による影響）など

これらの検査結果を個別に分析して、「病名」ではなく「身体の機能的不具合」を見つけ出して治療を行った。

《食事面・栄養面》

この患者の症状と検査結果を分析した結果、食生活では乳製品と小麦製品の除去が必要であると判断した。乳製品と小麦製品が、情緒面や脳の機能に悪影響があると考えられたからである。ＩｇＧ（遅発型）アレルギー陽性の食品についても適宜減らす指示を行った。また、情緒不安定は低血糖の影響も考えられた。そのため、低血糖が起こらないようにタンパク質が多い間食を摂る必要性を説明して、具体的な食事指導をした。

栄養面ではタンパク質不足と鉄や亜鉛などのミネラル不足がみられたため、タンパク質が多い食品を与えることと、ミネラルの十分な摂取を心がけていただいた。サプリメントでプロテイン（タンパク質）、総合ビタミン・ミネラル、ビタミンC、ヘム鉄、亜鉛の補給もした。

《腸内環境の改善》

腸内環境の問題も見つかった。カンジダ菌の増殖がエネルギー代謝を乱し、情緒不安定と低血糖に影響を与えていると考えられたため、腸内のカンジダ除菌治療を行った。除菌サプリメントはハーブのリキッドと乳酸菌を処方した。

〈治療開始後の経過〉

治療を始めてすぐに感情の起伏が落ち着いてきた。また、慢性の便秘がなくなり排便がスムーズになった。これは腸内環境が整い、適切な食事の与え方とサプリメント摂取によって適切な栄養補給が行なわれるようになり、エネルギー産生が順調になったことが大きな要因だと考えている。エネルギー産生が順調に行なわれるようにするには、細胞のミトコンドリアにあるTCAサイクル（細胞内の生化学反応の回路）の状態を把握して、適切な対処法をつかむことが重要である。

除菌サプリメントを変更すると言葉の成長が進むという経過も見られた。有機酸検査（OAT）は治療開始後の4年間で4回実施したが、カンジダ菌マーカーの数値は変わらず高いままだった。カンジダ除菌をしても腸壁の損傷が回復しないと根本改善にはなりにくい。ただし、カンジダ除菌を継続したことで、自律神経やホルモンのバランス、発達やエネルギー産生の改善が見られた。

治療開始から3-4か月頃（2歳前後）には言葉の理解が増え、次第にテレビや親の動作を真似ることも増えてきた。自分で立つことができるようになり、10歩程度なら歩けるようにもなった。

治療開始1年2か月後（2歳8か月頃）には会話も少しずつできるようになり、ご家族からは「今まで気になっていたことがほとんどなくなった」という報告を受けた。

治療開始から1年半頃（3歳前）に保育園に入園。始めは朝にぐずることもあったが徐々に慣れて、お友達と手をつないだり遊んだりできるようになった。自分のしたいことをはっきり言葉で伝えられるようになり、ズボンは一人で履けるようにもなった。

治療開始から2年が経過し（3歳8か月）、よく話し、保育園でのお友達とのコミュニケーションも問題なくなった。CARS-小児自閉症評定尺度では全て正常範囲となった。

現在は小学校の普通学級で元気に過ごし、国語が一番得意な科目とのご報告をいただいている。

（考察　この対象者の治療経緯への柏崎医師による自己評価）

《栄養医学的な観点で》

・この男児は回復の過程で、まず言葉の理解が先にあり、その後発語の言葉数が増えていった。
・症状改善の理由として、腸内環境を改善することでTCAサイクルが順調に回り始め、エネルギーが作りやすくなっていったことが挙げられる。アレルギーやエネルギー不足の状態だと、アドレナリンが大量に分泌されるが、その分泌が少なくなり、自律神経の働きが安定してきた。それに伴って脳の働きが落ち着き、理解や発語もスムーズになってきた。
・栄養を考えた食事と間食を摂り、タンパク質を摂り入れることでエネルギー生成が満たされていった。これも症状改善の大きな要因とみられる。
・全体症状が回復する中で、自他の識別がついてきた。人を見ても怖がらなくなってきて、他者に目を向けることが多くできるようになってきた。来院するごとに診察でも落ち着きが見られるようになった。身体の回復は精神の回復にもつながる。
・この男児は鉄に対して過敏な症状が出た。自閉症ではこのように鉄の代謝に興奮性をひきおこすことがある。
・症状は改善してきたが、有機酸検査では腸内のカンジダ菌は軽減していなかった（OAT4回実施）。腸壁の損傷を回復させるには時間がかかると考えている。

《治療が成功したポイント》

この患者の初診時は、1歳6か月という年齢もあったが、緊張と不安がとても強く大きな声で泣き、親にしがみつき診察ができない状態だった。ご両親の日常生活での負担がとても大きかったと推察された。寝かしつけるのが毎日大変で、発達が遅れているということへの不安による心労もあったようだ。さらに、乳製品を含む食品を制限し、タンパク質を多く含む食品の頻回食を取り入れ、サプリメントの投与もあるため、日常生活の負担はどうしても増えてしまう。

それでも、このように治療がとてもうまくいったのは、食事・栄養療法で良くなるという希望を持ち続けられたご家族と、医師をはじめとする当院のスタッフとご家族の信頼関係がうまくいっていたことが挙げられる。今では発達障害を栄養医学によって治療することが少しずつ理解されてきているが、当時、発達障害は治らないものという考えが一般的だった。この患者は叔父が当院での治療を経験されており、栄養医学への理解度が高かったことが、粘り強く治療を続けられた大きな要因であったと思う。

また、検査に必要とはいえ、小児からの採血はご家族と本人の負担がとても大きなものだが、この患者は1歳6か月から4歳の誕生日までに8回の血液検査を実施した。その他の検査（OAT、IgEアレルギーなど）も定期的に行うことができたので、その都度、栄養面の推移を評価し、治療計画を綿密に立てて、実行することができた。遠方からの来院だったが、治療開始から約2年間は月に1回ペースで来ていただいた。このため、症状改善の経過を正確に把握でき、栄養面での細かいアドバイスを行うことができた。

（家族の声、評価など）

《治療前とくらべて大きく変わったこと》

「親がいなくなってもまったく関心がなく泣きもしなかったのが、関心を示すようになりました」
「1歳4カ月の時に7か月レベル、2歳で1歳4か月レベルと診断されていたが、治療開始後どんどんと差が縮まっていき、数カ月に1回通っていた近くの療育センターにて3歳の時にもう来院する必要はありませんと言われました」

《治療中に特に意識したこと、頑張ったこと》

「小麦、乳製品を控えるために食品表示をチェックしたり、米粉パンを取り寄せしたり、フライをするのにおせんべいをミルでくだいてパン粉の代わりにしたりと食事に気を付けました」

《治療中に困ったこと》

「苦いサプリメントを飲ませるのに、野菜ジュースに混ぜたりして飲ませやすくしないと飲めないことが、初めの頃は続いたため困りました」

《実際に治療をしての感想》

「1歳手前頃からお友達が皆歩き始めているのに、うちの子どもだけ歩かず、座ったまま1本指を目の前に立てて、ぐるぐる回っているだけでした。その状態を見て、とても心配しましたが、今ではその様なことも一切無くなり、普通に毎日幼稚園に通い、お友達や先生との関係も良く全く問題なく生活できております。治療をして本当に良かったと思っています」（※この項は、いずれもお子さんが4歳の頃に、ご両親からいただいた手記からの抜粋）

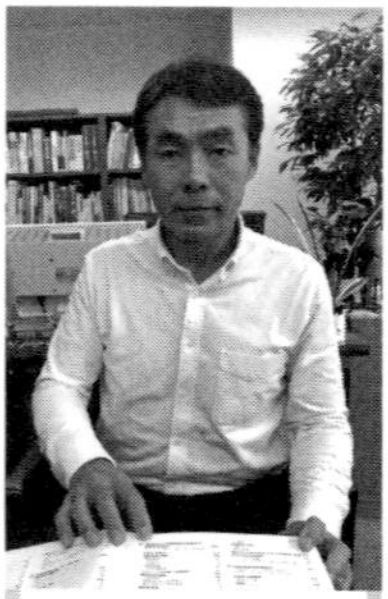

溝口　徹　医師

東京都新宿区新宿二-三-一一
新宿溝口クリニック

●オーソモレキュラーを語る

溝口徹医師はオーソモレキュラー、つまり分子整合栄養学と呼ばれる医学理論に基づく医師たちのリーダー的な存在である。著書も一般向けの啓蒙書だけで三〇冊近くにのぼる。発達障害を含めた脳神経疾患に対し、食事・栄養療法による治療を始めたのは二〇年余り前。自身が月一回のペースで開く勉強会へ参加した医師・歯科医師は三〇〇〇名を超える。ほぼ全県を網羅するまでに増えた。これらのクリニックの診療分野は内科、精神科、心療内科のほか、美容科、皮膚科、歯科、漢方医院など多岐にわたっている。東京メトロ新宿三丁目駅からほど近いビルにある「新宿溝口クリニック」の診察室で、約一時間にわたりインタビューした。

――オーソモレキュラー理論に基づく栄養療法に人生をかけることになったきっかけは？

私は元々、麻酔医でした。疼痛治療を手がけるペインクリニックを神奈川県藤沢市で開業して間もない頃のことです。今から二〇年余り前、一九九七年の秋のことですが、妻が突然、激しい嘔吐を伴うめまいを訴えたのです。翌朝になっても、妻の不調は収まらず、血液検査をしましたが、異常は見つけられませんでした。私は、「メニエール症候群」を疑ったのですが、その病気であれば、根本的な治療がまだ確立されておらず、投薬による対症療法を繰り返すしかなくなります。追い詰められた心境の中で、有効な治療法を探していたところオーソモレキュラー栄養療法を知ることになりました。

この治療法の理論から、すべて基準値内にある妻の血液検査を見直すと、多くの栄養素が不足し、代謝のトラブルが重篤な状態であることが分かったのです。その当時、ビタミンやミネラルの不足によって多彩な症状が起こることなど考えも及びませんでした。

しかし、食事を変更しビタミンやミネラルをサプリメントで補いながら半信半疑のままオーソモレキュラー栄養療法を始めました。三か月に一度の血液検査を繰り返すと、基準値内で検査データが推移し、オーソモレキュラー的な理想値になりました。そして検査データの変化とともに、嘔吐、めまい、疲労感、最後には不安感まで訴えていた妻の多彩な症状がすべて改善したのです。身近で体験したこの事実は重く、私の医師人生を根本的に見直す契機になりました。

当時、私が開業していたクリニックには、原因不明の痛みを訴える患者さんがたくさん来ていました。体に痛みを感じる原因は様々で、複雑です。痛みの原因を突き止めることは容易ではありません。神経ブロックなどを試みてもうまくいかない人たちに対し、精神的な原因もあると考え、軽い抗うつ剤を処方することもありました。痛みは軽くなっても、不安感を訴える患者さんも増えてきたのです。

私は、勉強を重ねながら、通常のペインクリニックの手法が通じない患者さんに栄養療法を応用したところ、痛みが改善するだけでなく付随するうつ症状や不安、不眠などの症状が改善する患者さんが相次ぎました。栄養の持っている薬理作用を実感しました。もう、後戻りはできないと思い、私はひたすらオーソモレキュラーについて勉強しました。そして、慢性の痛みだけでなく、多くの症状が慢性化してしまう理由の一つに、栄養障害が関係していることを知ることになったのです。

――オーソモレキュラー医学を分かりやすく説明すると？

オーソモレキュラーの医学理論が米国で創始されたのは一九六〇年代後半、今から半世紀前に遡ります。二つのノーベル賞、つまりノーベル化学賞とノーベル平和賞を受賞した米国のライナス・ポール・ポーリング博士らによって創始された医学理論です。健康を維持し、病気を治療するためには、人体を分子レベルから捉え直す必要があること、多くの病気は分子病として分類されること、現代医学にはそうした視点が欠けていることを指摘したのです。博士の指摘は、従来の医学の常識を覆す内容だったため、保守的な医学会から猛反発を受けました。特に博士が病気の予防・治療のために、ビタミンCの大量摂取など、分子矯正物質の正しい使用の必要性を強調したことで、ますます偏見をつのらせたのです。

もし医学・医療界の偏見や抵抗がなかったら、そして博士があと二〇年長生きをされていたら、きっと三つ目のノーベル賞、ノーベル生理医学賞を受賞していたに違いないと私は思います。そして、ポーリング博士亡き後のオーソモレキュラー医学のトップリーダーがカナダの精神科医、エイブラム・ホッファー博士です。ポーリング博士とホッファー博士は互いに協力し合う関係でした。

ホッファー博士が同僚医師と一緒に発表した、統合失調症の患者にビタミンを大量投与して成果を上げているという研究報告に対して、ポーリング博士が強い関心を持ち、「オーソモレキュラー」という概念を生み出すきっかけとなったのです。

「オーソモレキュラー」は、Ortho＝整える、Molecular＝分子からのポーリング博士の造語で、この治療法の概念を良く表す言葉であると思います。

私は二〇〇三年、オーソモレキュラーによる治療を専門に行うクリニックを東京・新宿で開設したのですが、その翌年の二〇〇四年にカナダへ行き、ホッファー博士に会いました。憧れの恋人に会うような感覚でした。ホッファー博士は当時、八七歳とご高齢でしたが、元気に診察もされていて、患者さんを最大限尊重する姿勢にも感銘を受けました。ホッファー博士には三回ほど、お会いして薫陶を受けることができました。

オーソモレキュラーでは、統合失調症、うつ病、そして発達障害も脳の栄養バランスの崩れが原因で発症すると考えています。ひとくくりで捉えているのです。脳内で、どんなアンバランスが生じているのか。患者さん一人ずつについて詳しく調べ、栄養学的に対応していくのが私たちのやり方です。

――発達障害の子どもさんへの対処法は？

まず、本人、そしてご家族の人たちと症状などについてじっくり話します。次に血液検査、腸の状態の検査、食物アレルギーの検査をします。腸の状態は極めて大切です。例えば、原因の一つと考えられている水銀などの重金属をキレート剤で抜いても、腸が弱いと、またすぐに溜まってしまうのです。腸は毒物に対して最初の、そして最大の防御壁です。発達障害の子どもたちにはグルテ

溝口　徹 医師

ンフリー、カゼインフリー、つまり小麦と乳製品を除去した食事にするように指導しますが、これは小麦や乳製品に含まれるタンパク質が腸にトラブルを引き起こす原因となるためです。それだけでなく、グルテン、カゼインは、それらの代謝産物であるペプチドと呼ばれる分子の状態で血液に流れ込み、さらに脳に入ると、ペプチドの分子構造がヘロインなどの分子構造と似ているため、脳を興奮させます。中毒症状も生じます。そうすると、その子は落ち着きがなくなり、せわしなく動き、集中力もなくなります。発達障害の典型的な症状です。検査結果によってサプリメントを処方するのですが、発達障害の子どもたちにはビタミンBやD、鉄、DHA、消化酵素などを出すことが多いですね。子どもたちの異常に見える行動を抑えるために対症療法として、向精神薬を処方する医師もいますが、向精神薬には副作用があり、根本治療にもならないと私は考えています。

――症状が改善される子どもたちの割合は？

程度の違いはありますが症状の改善ということでは、来院した子どもたちのほぼ全員について、症状が改善されています。もちろん、どこまで改善するのかは、子どもたちによって異なります。最近の例ですが、小学校三年の春に当院へ来られた時は、ＬＤ（限局性学習障害）に分類される発達障害で、漢字テストで書けた漢字が一つしかなかったのですが、治療を始めたところ、一年後には学校の漢字テストで二〇問全問正解、一〇〇点を取るまでになったのです。（答案用紙を撮影したスマホの写真を見せながら）すごいでしょ。この子は一年前の来院時には支援学級にいたのですが、三学期から普通学級に移り、しかも普通学級でいきなりトップクラスの成績になったのです。英語検定でも四級に合格したと聞いて、私も驚きです。お母さんの話では、この子は生まれた時から腸が弱く、ずっと下痢が続き、良い形のウンチを見たことは一度もなかったというのです。

　別のお子さんでは、三歳過ぎまで全く正常の発達だったにも関わらず、中耳炎を患い二週間抗生物質の投与を続けた結果、下痢や便秘を繰り返すようになり、言葉の発達が大きく遅延してしまったということもありました。近年、「脳腸相関」という言葉が知られるようになりましたが、腸と脳は密接な関係があり、特に子どもの場合には腸のトラブルが脳の発達へ影響してしまうのです。

　集中力がなく、気が散って、絶えず動き回り、飛び跳ねる。どれも、ＡＤＨＤ（注意欠如・多動性障害）とされる典型的な症状ですが、これらの背景に一つのことに過集中してしまうため、周りが見えず、その集中が短時間で他に移ってしまっていると解釈されるようになりました。ごく単純化して言うと、読むこと、聞くこと、書くことを別個にはできても、聞きながら書く、読みながら書く、など一度に二つのことができないケースが多いのです。だから、先生の話を聞きながらノートに書き写すという授業についていけないのです。

　こうした子どもたちについて、私は親御さんたちにこう説明しています。「コンピューターのＣＰＵ（中枢の演算機能）は優れているのに、メモリーの容量が少なすぎて作業ができない状態なのです。栄養療法によってメモリーの容量を増やし、余力をつけて、ＣＰＵの本来の力を発揮できるようにしてゆきましょう」とね。

　血糖値が不安定で低い状態の続く子も多く、これも発達障害の症状が現れる大きな要因になっています。低血糖状態だと感情の抑制が困難になるのです。

　インスリンを多く分泌する母親のお子さんは、おなじようにインスリンを多く分泌する傾向があります。そのため幼少時から血糖値が不安定で、読みながら

溝口　徹 医師

甘いものや糖質を強く欲しがり極端な偏食になることもあります。また血糖が急激に下がるときにアドレナリン、ノルアドレナリンなどが分泌されるためキレやすくなり、イライラしたりするようになるのです。そのため発達障害のお子さんには、小麦や乳製品を除去するだけでなく、血糖値を不安定にしないよう糖質の摂取量や摂取方法をコントロールする必要があるのです。

実は腸が弱いと、脳にトラブルを起こす物質が体内に吸収され蓄積されやすくなるだけでなく、血糖値も急激に上がりやすくなり、インスリンの効きも悪くなるため、不安定な血糖となってしまいます。腸のトラブルはここにも強く影響するのです。

海外の自閉症、発達障害の家族会では、グルテンフリー、カゼインフリーなどの食事療法で症状が改善するケースが二五%、重金属を除去することで良くなるケースが二五%と言われています。

これらは重複しているので半分弱のお子さまは、これらの方法によって何らかの改善があると考えられます。さらにコミュニケーション能力や社会性の改善を得るために、オーソモレキュラー医学ではビタミンやミネラルのサプリメントを用いています。どの栄養素を選択し組み合わせるのか、そしてどの程度の量を用いるのかは、患者さんの検査結果や症状などから個別に選択しています。治療の初期には腸の改善を中心に行い、その後に脳の発達に特化した栄養素を補充したりすることもあり、治療の時期によって選ぶサプリメントが変わることもあります。

農薬の使用量と発達障害児の出現率の間に相関性があるという調査結果もあります。日本や米国で発達障害の子どもたちが増えているのは、農薬の使用量が多いことと関係があるのではないのか、という指摘です。赤ちゃんへの予防接種ワクチンに含まれる消毒用の微量の重金属が発達障害を引き起こす可能性については、最近の研究でどうやら否定されたようですが、私たちは子どもたちに影響を及ぼす環境に常に注意を払う必要があると思います。

二〇〇三年に栄養療法を掲げたクリニックを開院して以来、たくさんの子どもたちを診てきました。栄養療法によって元気になった子どもたちの中には、大学に進学する子もいます。毎年三月になると、「うちの子が大学に受かりました」という報告を親御さんから受けるのが、大きな楽しみになっています。

私は自分自身に対しても、オーソモレキュラーに基づいて食生活を変え、栄養療法も試みた結果、長年苦しんできたアトピー性皮膚炎や重度の花粉症が完治しました。

――オーソモレキュラーが誕生した米国の状況は？

実は、オーソモレキュラーが誕生した米国でも、この医学理論が社会に受け入れられているとは言えません。医学界の主流とはほど遠い状況です。どの世界でも、専門家たちは自分の世界に新しいことを受け入れないのです。とは言っても、米国では、医師養成のごく一般的な教科書に、精神神経疾患に対する栄養学に基づいた治療法が掲載されています。またオーソモレキュラーから派生した多くの学会や研究会が各地で頻繁に開かれています。海外では、投薬治療以外の代替療法は市民権を得ていると言えます。

日本の現状ですが、私は年間五〇回以上の勉強会や講演会などでオーソモレキュラーについて話をしています。近年、医師・歯科医師や医療従事者の参加者が増え、これまでオーソモレキュラーの医師向けの勉強会に参加したドクターは延べ約三〇〇〇人を超えています。私が新宿でクリニックを開業したころ、オーソモレキュラーを取り入れたクリニックは全国で三施設ほどだったことを思うと隔世の感があります。

さらに約五〇年の歴史がある国際オーソモレキュラー医学会の会長は今、日本の柳澤厚生先生が務めています。国際オーソモレキュラー医学会はホッファー博士が設立した学会であり、現在では二一か国の医師や科学者が加盟しています。日本として名誉なことだと考えています。とはいえ、日本でオーソモレキュラーは市民権を得るにはほど遠く、決して満足できるような状態ではありません。

――発達障害の子どもたちへの治療に保険は適用されますか？

現状では、保険適用はされません。このため、保険の対象外となる自由診療とならざるを得ないのです。オーソモレキュラーの効果は明らかなのに、医師も訪れる患者さんたちもなかなか増えないのは、日本の保険制度の問題が大きいと思います。保険診療では、いわゆる一般的な治療のガイドラインに沿っていれば、医療施設の経営は安定するし、患者さんからのクレームもめったに来ないので安心です。しかし、そのガイドラインにオーソモレキュラーによる療法は採用されていません。自由診療だと患者さんやご家族の負担は重いし、経営上のリスクも大きいのです。

私のクリニックでは、二〇一八年八月から全て自由診療としました。保険適用はなく、全て患者さんの負担となります。迷った末の決断でした。私のクリニックでは、発達障害の子どもたち、統合失調症、うつ病などに限らず、がん患者も受け入れています。がんの患者さんがビタミンCの点滴を受けることで、元気になって帰られる。効果は明らかだと考えていますが、保険の適用はありません。標準的な治療のガイドラインに書かれていないからです。

治療のためのサプリメントや検査に保険適用が認められればと思いますが、それが無理でも、せめて保険診療と自由診療を併用する混合診療を認めてほしい、と強く願っています。

今だから話せるのですが、私はオーソモレキュラー医学を日本に広めるために二〇〇一年に『医師が選択した驚異の栄養療法』、二〇〇四年に『「私」に還る処方箋』という二冊の本を出しました。その際、いずれについても厚生労働省から「先天性疾患の精神障害を治ると書いており、医学常識に反する」という趣旨のクレームがあり、出版社が本を絶版にし、回収したことがあります。いわば発禁本のような扱いだったのです。今は両方ともアマゾンで中古の本が手に入りますが、当初は本当に大変でした。それから約二〇年が経過し、多くの医師からオーソモレキュラーや栄養療法に関する書物が出版され、自分の著書も不当な扱いを受けないで済むようになりました。二〇一八年に出版した花粉症に関する書籍は、二〇一九年になってもアマゾンのアレルギー部門一位を継続しています。これらのことを振り返ってみても、オーソモレキュラー医学に基づく療法については認知されてきたと感じています。

――栄養療法の有効性についてはエビデンス（確かな科学的証拠）がない、という批判があります。

ご指摘の批判は承知しています。確かにダブルブラインド法によるエビデンスとなる論文は存在していません。オーソモレキュラー医学では、患者さんの検査結果に基づいて、つまりそれぞれの身体状況に合わせて、食事指導、複数の栄養サプリメントやキレート剤などを組み合わせて治療していくので、どの要素の効果があったのかを、エビデンスとして出すことは不可能に近いのです。

溝口　徹 医師

(ダブルブラインド法＝二重盲検試験は、治験者＝患者にも、検査側にも処方の違いを知らせないで、薬の効果などを比較する試験です。しかし、治験者を無作為で二グループに分け、患者・家族の了解を得たうえで、片方のグループにだけオーソモレキュラーに基づく治療を施し、何もしなかったグループとの間で、効果を比較する論文は存在します。検査側には処方の違いを知らせないので、シングルブラインド法（一重盲検試験）と呼ばれています。＝筆者)

米国の医師向けの教科書の最新版には、「精神疾患の医学的栄養療法」の項目があり、オメガ3脂肪酸を多く含むとされる魚の摂取量と、うつ病発症の相関性を調べた疫学的調査の結果が紹介されています。魚をよく摂取する日本、韓国、台湾のうつ病発症率が欧米各国に比べて明らかに低いのです。こうした結果などに基づき、米国では現在、うつ病患者へのオメガ3脂肪酸のサプリメント投与の臨床試験が各地で実施されているとのことです。少なくとも、米国の医学界は日本の学会と異なり精神疾患と栄養の関係について強い関心を持っているということはできます。

——日本の現状を変える方途は？

発達障害を含む精神・神経疾患について、私たちは既存の療法を全否定しているわけではありません。既存の療法に加え、オーソモレキュラーの考え方もあるので、併用する方法もありますよ、と提案しているのです。発達障害と診断された子どもたちやご家族は、未来に希望を見出すことが難しい現状を変えたいのです。ご家族の選択の幅を広げ、食事・栄養療法によって子どもの成長を見守ることもできますよ、という道を作りたいのです。そのための努力を積み重ねていきたいと思っています。医学教育の場で、栄養学にもっと力を入れるべきです。医療のベースにあるのが栄養です。医学の世界で栄養について理解が進めば、オーソモレキュラーへの理解も進むはずです。日本の医学界で指導的な役割を果たし、影響力を持っているのは、権威である東京大学医学部です。東大の精神科、心療内科などが、オーソモレキュラーの手法を取り入れる日が来る、いつかその日が来る。私は、そう信じ、かすかに期待しています。

【溝口徹医師による症例報告】

（対象者）

男児　現在12歳（治療開始時は11歳）

（診察時期）

2018年春（初診時）

（初期の症状　発達障害の診断理由など）

・7歳時に他施設でLD（限局性学習障害）、ADHD（注意欠如・多動性障害）、ASD（自閉スペクトラム症）の混合型との診断をすでに受けていた。初診時にも、これらの症状が確認できた。
・初診時には、緊張した雰囲気があったが、コミュニケーションは可能だった。
・初診時には支援学級に在籍していた。
・受診時には薬剤は使っていなかった。
・吃音がみられた。
・便通の異常があり、頻繁な下痢、ときに便秘の症状があった。
・幼少時よりスギ、ヒノキの花粉症があった。

（この症例を選んだ理由）

・LD（限局性学習障害）の改善のみならず、治療によって学力が飛躍的に向上した。
・同年代とのコミュニケーションの改善などの面でも、素晴らしい結果が出ている。

(治療前の情報　ご家族の話など)

・注意欠如が強く、集中することができない。
・小学校への入学時にLD（限局性学習障害）が明確になり、支援学級での学習になった。
・衝動性や過激さはないが、同年代との友達とのコミュニケーションが困難だった。
・ご家族は、発達障害と栄養の関係について書籍で読み、2018年に渋谷の学会に参加し、受診を決めたという。

(当初の検査内容)

《血液検査（オーソモレキュラー基本検査セットを使用）の結果》
・脂肪肝の症状。糖質に偏った食事（偏食）と、腸内環境によるものと考えられた。
・鉄欠乏。一般的な鉄欠乏性貧血の基準は満たさないが、フェリチン15、TIBC396、MCV80.3、MCH27.3と詳細に評価すると重篤な潜在性鉄欠乏状態と診断された。
・機能性低血糖症。インスリン分泌量が多く、反応性の低血糖が症状に関係していることが予想された。

(当初の問診の診断結果や印象など)

・すでに書籍からの情報で糖質制限を実施していた。ご家族によると、オメガ3系などの脂肪酸も摂取し、集中力や落ち着きのなさなどは改善傾向にあったという。
・もともと衝動性やイライラが症状としては無かったため、診察室ではとりあえず落ち着いて座っていられた。しかし、質問にどうにか答える程度で積極的な会話などはなかった。
・ややぽっちゃりとした体型で、おとなしい印象。初めての場面で緊張していた。
・診断結果としては、血液検査結果からの栄養障害、インスリン過剰分泌による脂肪合成促進によるやや太り気味と脂肪肝形成などを確認した。
・遅延型食物アレルギー検査は施行しなかったが、腸内環境に問題があった。下痢が中心で、時には便秘となる便通のトラブルがあり、花粉症などの粘膜アレルギー症状を認めたため、グルテンとカゼインを除去するＧＦＣＦを初診時から指導した。

（治療計画）

・ＧＦＣＦ（グルテンフリー・カゼインフリー＝小麦・乳製品の除去食）。
・マイルドな糖質制限食を指導。
・キレート療法などは行わず（栄養状態の改善に伴いデトックスされることが多い）。
・薬剤は使用せず。
・ビタミンＢ群、ナイアシン、バイオアクティブ型ＤＨＡ、ヘム鉄、マルチミネラル、アミノ酸、ビタミンＣの投与を提案した。
・ご両親と十分に話し合い、初期にはできる限りをやってみたいということで提案通りに開始することにした（ここがちょっとポイントになり、初期の改善に差が出ることが多い）。
・これらの栄養素については、後述する特性のチャートなどからも評価が可能になる。
（※このお子さんの場合には、記憶、学習、人間関係、コミュニケーションの分野で特に症状が強かった。その点を考慮して、治療計画を提案した）。

（初期経過。治療開始から1か月後）

・食事の変更によって下痢がなくなった。
・吃音がなくなった。
・算数と国語の点数が上昇した。これまでにないことだった。
・甘いものへの欲求がなくなった。反動もない。ちょっと体が引き締まった。
・アレルギー症状の改善は乏しかった。このためビタミンＤ3をサプリメントで追加した。

（治療開始から2～3か月後。症状が改善したところ。処方の変更、追加など）

・以前は頻繁に夢を見ていたが、ほとんど夢を見ることがなくなった（熟睡が可能に）。
・右のことは、夜間の血糖変動がなくなり、ビタミンB群の補正が得られていることを示す。
・国語のテストが100点、算数も100点をとった（治療前後の漢字テストの写真を紹介）。
・英語にも興味を持ち、自分から「英検を受けたい」と話し、実際に英検5級に合格した。

（治療開始から半年後。症状が改善したところ。処方の変更、追加など）

・診察時の印象としては、さらに引き締まり、身長が急に伸びていた。
・視線を合わせ、穏やかな表情で会話を続けることができている。
・特に問題を感じるところはなくなった。

（以下は、受診時のお母様の見方＝診療記録から）

「多くの変化が見られています。勉強面も集中できて、結果が出ています。英検にチャレンジするようになって、今回は4級も受かりました。韓国語にも興味がわいて、勉強を始めました。顔つきも凄くしっかりしてきて、対人面でも成長していると思います」

（治療開始から半年後以降　最終的な治療結果）

・2回目の血液検査施行（初診から9ヵ月後）。
・すでに普通学級に編入し、テストの点数も良好。
・新しい同学年の普通学級のクラスメートと関係を構築し始めた。
・自覚症状のチェックリストによる変化は、以下の通り。
・お父様の仕事の関係で引っ越しをすることになった。すべて新しい環境となり、心配したが、全く症状の再燃などはなく、元気に楽しそうに通学できている。
・成績優秀で特に問題なし。英検4級にも合格している。
・初めてクラスメートが放課後に家に遊びに来るようになった。並んでゲームを楽しむ様子を見てお母様は感動されている。

(以下は、受診時のお母様のコメント)

「おかげ様で新しい学校にもなれ、普通学級で新しい友達もでき、家にもお友達を連れてきて遊ぶようになりました。コミュニケーションのツールはゲームではありますが、楽しく笑いながら遊べています。そんな息子の姿を見ることができて、すごくほっとしました。勉強は、主人がバックアップしてくれています。溝口先生の新刊早速購入させていただきました。とっても分かりやすくよかったです。私の地元の友人にも送ろうと思います」

(考察　溝口医師による自己評価、分析など)

・発達障害の患者さんの中には、もともと脳の機能が高い人たちも多く、このお子さんのように、一つひとつの歯車がかみ合うと、元々の才能を一気に発揮することが多い。
・発達障害のお子さんにとって、引越しなどによる環境の変化は大きなストレスとなり、症状の再燃などが心配されるが、このお子さんの場合にはすでに良好な状態になっており、影響がなかった。
・ご本人も環境を変える引っ越しには積極的であった。おしゃれなどにも興味を持つようになり、行動全般に積極性が出てきている。
・同世代との人間関係やコミュニケーションは、総合的に良好な状態にならないと得られない変化と考えている。この分野でも素晴らしい改善が得られた。
・参考のため、当クリニックで使っているオリジナルチャートを掲載する。

※素晴らしい改善を一目で評価することができる

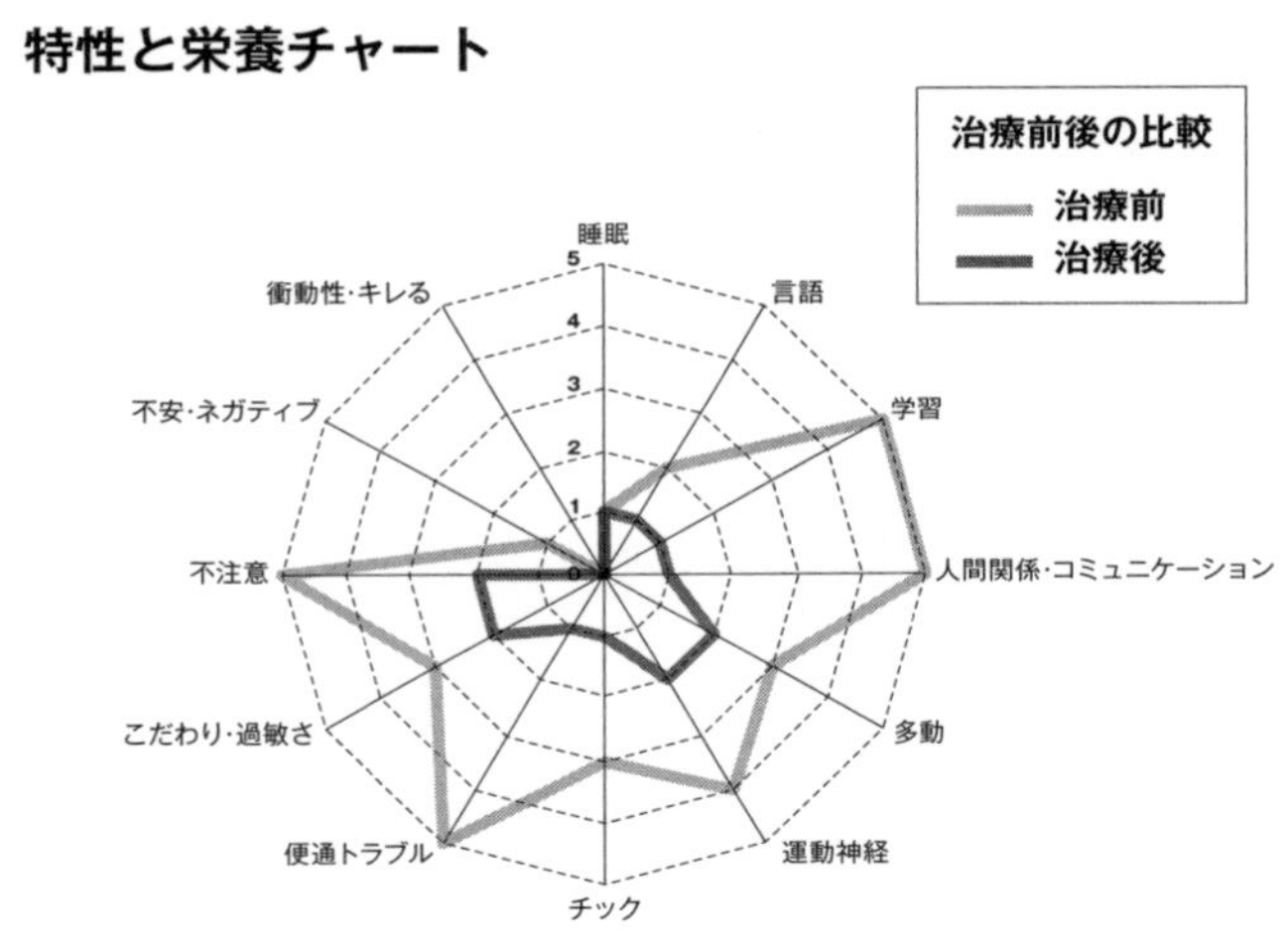

※グラフは、0～5の6段階で症状の軽重を表示。
外側（5）へいくほど症状が重いことを示す。

・参考のため、このお子さんの治療前後の漢字テストの写真を掲載する。

（治療前の漢字テスト）

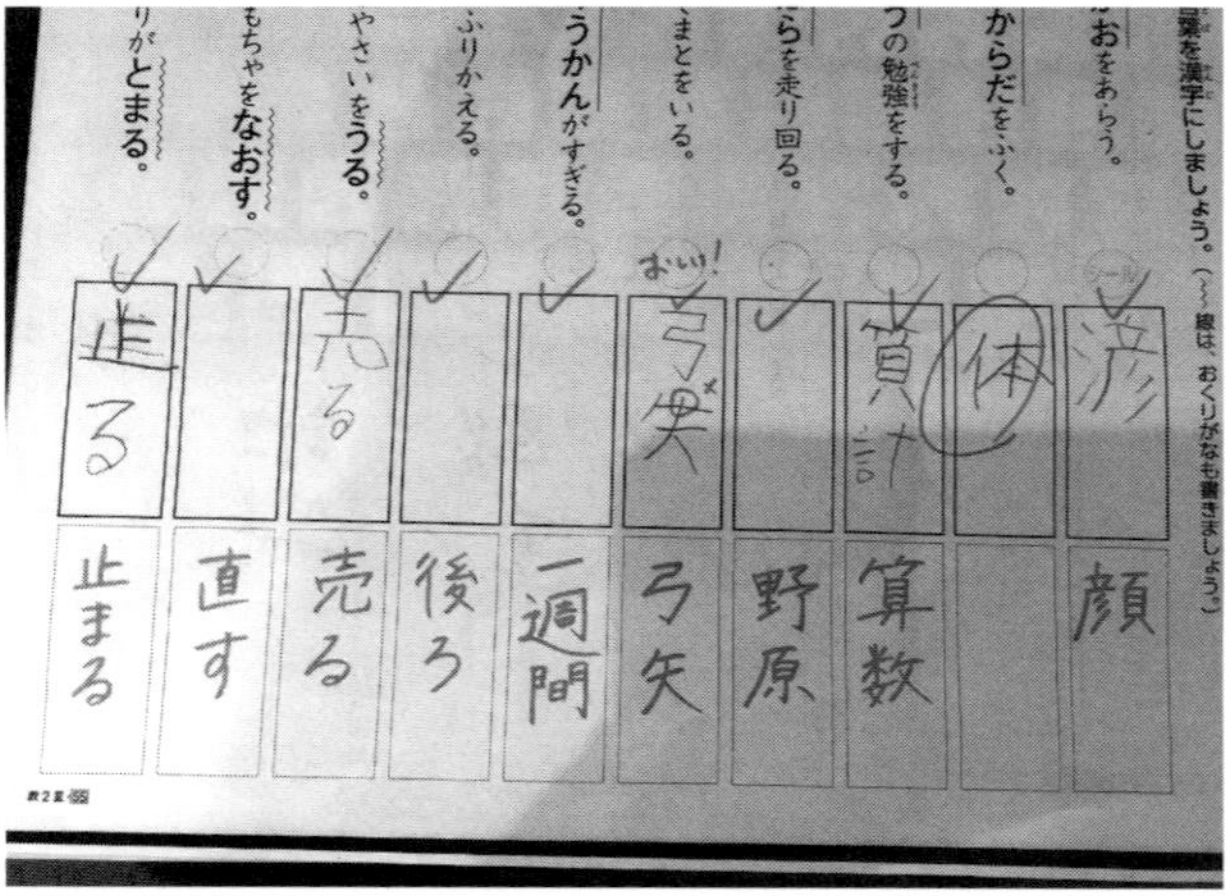

（治療後の漢字テスト）

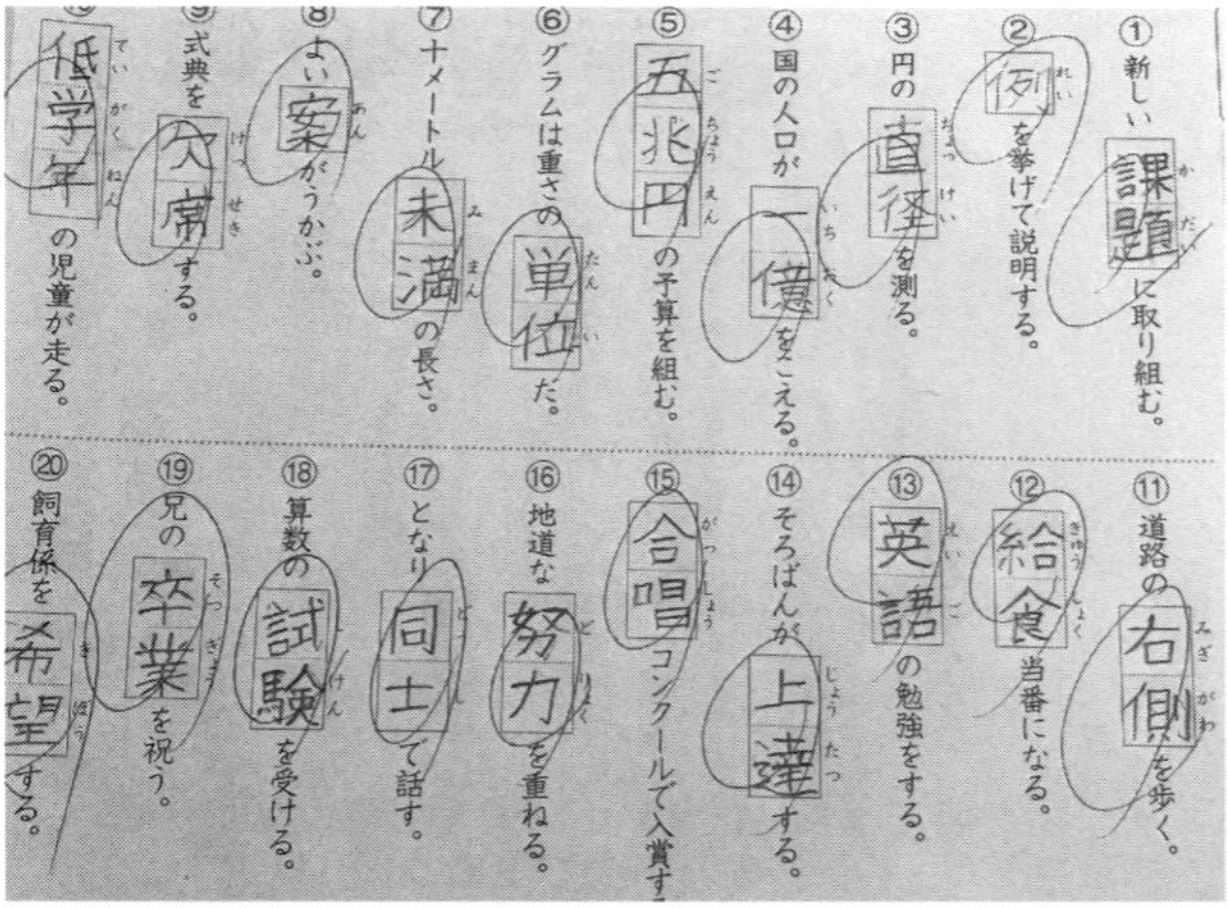

（最後に読者へのメッセージ）

お伝えしたいのは、このお子さんのような改善が特別ではないということです。どのお子さんも改善傾向が得られるのです。多くのお子さんと親御さんの参考になり、従来の画一的な取り組みに疑問を感じていただく機会になればと思います。

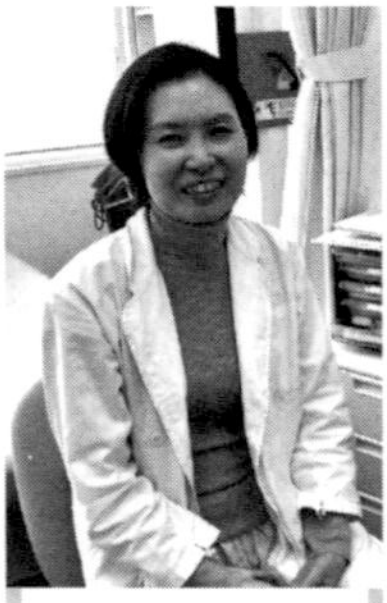

内山 葉子 医師

北九州市八幡東区高見三-三-一三
葉子クリニック

「葉子クリニック」という看板を、北九州市八幡東区高見の小高い丘沿いの住宅街の中で見つけた。

このクリニックは完全予約制の診療で、取材時間をわざわざ空けていただいた。内山葉子医師は『パンと牛乳は今すぐやめなさい!』『子どもの病気は食事で治す』などの著書があり、発達障害の子どもたちに対して食事・栄養療法を重視して治療にあたっている。

受付のカウンターには、内科、腎臓内科、心療内科、精神科という診療科目が書かれている。「微妙なバランスが健康を左右する微細な金属たち。当院は有害金属検査ができます」「遅延型アレルギー検査を受けてみませんか」「砂糖不使用チョコレート」などのポスターが壁に貼られている。

約束の午後一時、内山先生が現れた。取材の場所は診察室だった。

——どんな患者さんが多いですか?

私は腎臓内科が専門ですが、本来、ヒトは臓器別に分けられるものではなく、あらゆる年齢層の疾患を診ています。まず、全身状態をじっくり診ていきます。慢性疾患で、どこへ行っても良くならなかったという方が、最後にうちに来られるという感じです。発達障害の子どもさんもたくさん来られます。

うちは完全予約制で、お一人に対し一～二時間ずつ、お話を聞きながら、その人の事情に合わせて治療方針を立てていきます。発達障害児を持つご家族についても同じです。診療に必要と考え、心療内科の登録医の資格も取りました。

――発達障害の子どもたちに具体的にどんな治療をするのですか？

食事を改善することによって、腸を改善していきます。八割ぐらいのお子さんは、これによって症状が改善されます。しかし、症状が非常にシビアな発達障害のお子さんで、症状が改善しにくいケース、改善するのに時間がかかるケースもあります。でも、六～七割のお子さんは劇的に改善しています。例えば、多動症のお子さんの場合で治療が一か月で終わり、支援学級へは行かないで普通学級に入った子もいます。

私の医院に来たお子さんたちは全員が向精神薬をやめています。大人の場合と違って、向精神薬を飲み始めてあまり時間が経っていないのと、自分で手に入れられないので、薬物依存の度合いが少なく、やめやすいのです。四～五年内服薬を続けていたケースなどでも、徐々に量を減らすなどして、最終的にはやめてもらいました。向精神薬は症状を一時的に抑えるだけで、根本治療にはならず、しかも副作用や中毒性があるので、使用しない方がいいのです。

食事は、できれば小麦、乳製品、砂糖、化学調味料、つまり添加物を排除したメニューにしてもらいます。それぞれ発達障害の原因となると私が考えている食材です。もちろん、きっちりやれる親御さんと、やれない親御さんがいるので、個々のケースに合わせて、すごく具体的に指導していきます。

「お食事表」を作成して、その内容を具体的に話します。例えば、「カレーライスはなぜいけないのですか?」と聞かれたら、「カレーは小麦と牛脂と砂糖で出来ているので、小麦と砂糖はダメですよね」と話すのです。もちろん、小麦と砂糖抜きのカレーなら大丈夫ですよね。忙しいお母さんには、夕食の時に多めに汁物を作り、次の日の朝とお昼にも食べるようにするとか。

また、甘いおやつが鬼門で、なかなかやめていただけません。でも、おやつも小麦や砂糖を使わないものにするよう、具体的にメニューも作って指導します。きっちりやれるお母さんには、きっちり指導します。そうすると、効果がはっきり、早く出てきます。でも、無理にしてもらっても長続きしないので、お母さんやお子さんの様子を見ながら、徐々に減らしていくケースもあります。

遅延型アレルギーという、ある特定の食物に耐性がないかについても調べることがあります。小麦に限らず、消化の苦手な食物があるお子さんも多く、発達障害の原因となり得ます。未消化な食物によって腸の炎症や代謝異常が生じるからです。不耐性があれば、その食材を使わない除去食を用意します。尿の有機酸検査もしてもらうことがあります。代謝異常の発見もできるし、カンジダやアスペルギルスといったカビを持っているかどうかの確認もできます。最近は、これらのカビを持っているお子さんもいて、やはり腸内環境を悪化させ、発達障害の症状の原因になるとされているのです。

私の医院では、毛髪検査はあまりしていません。毛髪によって、水銀などの重金属の有無を調べるのですが、発達障害のお子さんたちは毒物の排出能力が弱いことが多いので、毛髪の水銀が少なくても、安心などできないのです。他のクリニックで毛髪検査をして、水銀が少ないので安心しましたというお母さんには、「安心なんてできませんよ。体から排出されていないので、毛髪に出ないだけだと思いますよ」と話してあげます。

検査にはお金がかかるし、日本では保険も使えないのです。尿の有機酸検査も検体をアメリカの検査機関に送るので三万円から五万円します。必要に応じて処方するサプリメントも、日本の市販薬ではなく、栄養学的に研究された活性化したビタミンを使おうとすると、輸入品になって、かなりの値段になります。そういう意味では、親御さんの負担も大変ですが、できるだけ負担を減らすというか、不必要な検査はしないようにはしています。

発達障害の様々な症状がありますよね。落ち着きがなくて、じっとしていられないとか、頭を壁にガンガンぶつけるとか。勉強ができない、つまり、学習することができないという意味です。そんな症状をお母さんが心配されるのですが、私はこう説明するのです。「あなたが風邪をひいて四〇度の熱があるときに先生が、『そこに座りなさい、勉強しなさい』と言ったとします。それでも、あなたは座っていられますか?」と聞きます。お母さんは「そんな状態では、座っていられないし、勉強などできません」と答えますよね。そこで、「あなたのお子さんは、今、そんな状態なので、じっとしていられないし、勉強できないのです。体のあちこちが痛かったり、痒かったり、頭がぼーっとしていたり。その痛みや痒みが気になると、体を掻きむしることもあるでしょ。あなたのお子さんは、そんな状態なのです。でも、体の状態が良くなって、気持ち良くなれば、自然に落ち着き、勉強も楽しんでするようになるんですよ」と。

内山 葉子 医師

――どんな経緯で発達障害の子どもたちを治療するようになったのですか?

これは長いお話になります。

私はもともと腎臓内科の専門医です。でも腎臓内科というのは腎臓だけ診たのではダメで、全身を診なければいけないのです。

たとえば、たくさんの薬を飲んでいる患者さんたちがいますが、薬は腎臓や肝臓の負担になります。腎臓の負担を減らすために薬を減らしたい。しかし、そのためには、あらゆる全身疾患を診ていく必要があるのです。そして、薬に頼らず全身状態をよくするためには、治療する上で食事がきわめて大事であるという結論に達したのです。私は、熱が出ている患者さんに対しても、すぐに薬は出しません。薬はできるだけ使用しないという方針なのです。

薬を使わない治療のため、東洋医学、漢方、さらには代替医療や気功、スピリチュアル(精神)系の治療も含めて、広範囲に勉強しました。でも、こうした、通常の西洋医学ではない、いわゆる代替医療の世界では偏った考え方や、どう考えても正しくない治療、思い込みの治療が行なわれていることが見かけられるし、そもそもなぜ、その治療が効果的なのか、医師の私でも理解できないこと、混乱することが多くみられました。まして一般の人だったら全く理解できないことだらけであると思ったのです。

そこで、そうした情報を整理し、合理的に説明する人間が必要と感じ、私は西洋医学を学んだ立場で、その役割を果たそうと思ったのです。薬に頼らない、総合的な治療を実践しつつ、その治療が必要な根拠、理論を研究しました。ホメオパシーという補完療法も効くときにはすごく効くのですが、使い方を考えなければなりません。そんな勉強の成果として本を書いてきたわけです。

このクリニックを二〇〇九年に開業すると、子どもたちも多くやってくるようになりました。最初は、アトピー性皮膚炎や喘息の子どもたちでした。次に不登校の子どもたち。自閉症など発達障害の子どもたちも親御さんに連れられてやってきました。

この子どもたちを診ていくうちに、アメリカで進んでいる栄養学を勉強しなければならないと考えるようになりました。最初に参加したカリフォルニア州でのカンファレンスが私には衝撃的でした。そこでは発達障害にグルテン、つまり小麦のたんぱく質や、牛乳のタンパク質、カゼインが絡んでいることを前提にして様々な勉強会が開かれていたのです。

私は、それまでも牛乳のタンパク質については大半の日本人には消化酵素がなくて、体にも良くないと思っていましたが、小麦、特に国産の小麦や胚芽小麦はいいのではないのかと思ってきたのです。でも、調べていくと、小麦のグルテンは腸の炎症の原因となり、リーキーガット症候群を引き起こす。それが発達障害の原因になっているということがわかったのです。

アメリカの論文には、発達障害とグルテンの関係を取り上げたものがたくさんあり、エビデンス（科学的証拠）も出ています。論文の内容は、ロジカル（論理的）で、説得力があります。

とりわけ、私がいま、はまっているのが栄養学です。アメリカの栄養学は本当に進んでいます。自閉症（発達障害の一種）の子どもたちを栄養学でよくしていこうという「メドマップス」（Med Maps：Medical Academy of Pedicatric Special Needs）というカンファレンスは、もともと『ダン（DAN！＝Defeat Autism Now！「今こそ自閉症に打ち勝つ」の意）』というメンバーの医師たちが立ち上げたカンファレンスだったのですが、ここではアレルギー、腸、水銀、サプリ

内山 葉子 医師

メントなど様々な原因別に栄養学的な研究がなされ、治療についてのケースリポート（実践報告）も豊富に出ているのです。

ＡＲＩ（自閉症リサーチ・インスティチュート）という傘下組織も活発に動いており、ライム病（野生動物のダニが媒介する病気）の微生物が原因で自閉症になるケースとか、PANDAS（溶連菌感染後に起きる精神症状）の問題など多岐にわたっていて、私も懸命に勉強しました。

失礼ながら、アメリカのそれに比べると、日本の栄養学は戦前のレベルです。病院の食事などでも、タンパク質、脂質、糖質、せいぜいナトリウムやカリウムを考えて、腎臓病の患者さんにカリウムを与えないように、野菜の煮汁を捨てて患者さんに出したりしています。何キロカロリーとか何グラムとか。医師の指示に従って管理栄養士さんが上記のことを念頭にメニューを作っているだけです。

つまり、栄養と疾患を結びつけた学問になっていないのです。医学部の授業でも栄養学は重視されていない。でも、今、本当に重要なのは、酵素栄養学、エンザイムニュートリション（Enzyme Nutrition）です。

例えば世間で出回っているマルチビタミン剤をそのままサプリメントで出しても、体内のカビの栄養になってカビを増やすだけですが、体内に何千、何万とある酵素の力で、ビタミンを作り出し、腸を元気にする。そんな研究が行なわれているのです。

結論を先に言うと、発達障害は、酵素が関係しているメチレーションなど重要な回路のトラブルで、必要なものを作れない、あるいは排泄できない、などによるトラブル、つまり代謝異常が原因で起きる神経障害の症状だと考えています。これは酵素栄養学やオーソモレキュラー（分子整合栄養学）の研究者らの考え方ですが、私もその説が正しいと思っています。発達障害は先天的な脳障害だと一般に言われていますが、そうではないと思うのです。これは治療の実体験によっても裏打ちされています。

代謝とは、ある物質から別のある物質に作り変える過程のことを言います。私たちは食べ物を食べた後、それらを消化し、吸収しやすい形に変え、栄養を体内に取り込みます。そして、栄養をそれぞれの場所へ運び、その場所で利用できるものに作り変えます。そうすることで、身体の機能や脳の機能を保つことができるのです。

メチレーショントラブル（メチル化の異常）は、体の中で化学反応を起こす仕組みがうまくいかない状態を指します。一つのものを他へ変えることができなくなり、本来変わるべきものがどんどん増え続ける。もしくは本当に身体に有効なものに変えていくはずが、わき道に逸れてしまい、有害なものを作り出してしまう。不要物が分解されず、捨てるための道がふさがれてしまう。そのために、神経から神経へ伝えるための物質が作られない、あるいは、作られ過ぎても減らない、異常なものになって信号が間違って伝えられる。こうして、発達障害が発症するのだと思っています。

代謝障害の原因のほとんどは、酵素がうまく働かないことによるものです。食べ物の消化にかかわる酵素、身体の代謝にかかわる酵素、これらの酵素がうまく働かない原因は実に様々ですが、大きく言えば、砂糖やカフェインの摂り過ぎ（砂糖は酵素を阻害する最大の要因）、栄養不良（特にビタミン、ミネラル。薬などで消耗されすぎる場合も含む）、食品添加物（保存料、防腐剤など）、水銀や鉛などの重金属（マグロなどの大型魚には食物連鎖で濃縮。残留農薬など）の四つです。これに、食物アレルギー、特定の食べ物（主に小麦のグルテン、牛乳のカゼイン、消化しきれない食物）などが加わります。これらの食べ物によって腸の炎症、腸内細菌の異常などが生じ、メチレーション回路などにトラブルを起こすのです。

メチレーション回路などを修復するために、砂糖、小麦、牛乳、食品添加物を取り除いた食事、新鮮な野菜（酵素がたっぷりです）などの栄養、そして酵素サプリが役立ちます。なお、メチレーション回路は、筋肉を作る際にも、脂肪を作る際にも、言葉を発する際にも、脳を作る際にも重要な役割を果たします。

——アメリカの発達障害の治療をめぐる現状はどうなっていますか？

実は、アメリカでも栄養学的な治療とかオーソモレキュラーに基づく治療は、主流派ではありません。米国でも圧倒的に多いのは、向精神薬による対症療法的な治療で、向精神薬の使用量はむしろ日本よりも多いのではないかと思うほどです。

けれども、アメリカでは少数派ではあっても、栄養学的、オーソモレキュラー的な治療を研究し、実践しているグループが市民権を得ているということですね。それと、アメリカは発達障害の子どもたちが激増していて、学校でも発達障害の子どもたちに対応する先生とか、受け入れ体制が整っているということは言えます。つまり、発達障害の子どもたちが過ごしやすい環境が整っているのです。

その中で、日本とは保険制度が異なるアメリカでは、発達障害の子どもを持つ親たちは治療費を自分で負担する代わりに治療法を選ぶ自由があり、実によく勉強しているのです。そうした親たちの思いに応えて、様々な医師が活動の場を広げているのです。自然医療を標榜するナチュラルドクターとか、オステオパシーのドクターとかが、それぞれの場で活躍しているのです。

一方、日本は国民皆保険で、保険制度で認められる治療は安価ですし、専門の医師によって発達障害の認定を得て障害者手帳を入手すれば、薬代を含めて治療費は無料になります。それで、病院から出された向精神薬を、医師に言われるままに服用するということになっているのだと思います。

アメリカの論文はたくさんあるので、自閉症リサーチ・インスティチュートをウエブで検索すると、英語論文が掲載されています。メドラインという医学論文を検索するウエブで日本でも検索できます。

メジャーな学術誌は薬品メーカーが後ろについていて、いい論文が出ていません。

栄養学については、日本でも最近やっとですが、カンファレンスや勉強会への参加者が増えつつあります。少なくとも栄養学に関心を持つ医者が確実に増えています。とてもいい傾向だと思います。

日本でも、大人の癌については、保険で認められない自由診療で治療する医師が増えていて、繁盛しているようです。でも、子どもの医療、発達障害の子どもたちに保険のきかない治療を施すのは、経済的に困難なのが現状です。親御さんの負担も大変ですし、私たち医師も、例えば食事法の指導は保険の点数には全くカウントされません。発達障害の子どもたちへの栄養学的な治療を「事業」として成り立たせるのは、本当に難しいのです。

この子は、（診察室の壁に貼られている、お子さんの書いた絵と文字を指さしながら）ここへ来るまで全く文字が書けなかったのに、食事療法などを続けて二か月で書けるようになったんですよ。こちらの男の子は、治療の効果があって、支援学級を予定していたのに、普通学級に通っています。こうした成果が嬉しいのです。昨日は、フェイスブックで、お友達申請をしてくれた女性から「子どもが通う小学校の先生から内山葉子先生の本を読むように勧められ、早速本を買って、食事法などを実践しています。子どもが目に見えて落ち着いてきました」との書き込みをしてくれました。これも、とても嬉しいことでした。こんなことの積み重ねで、治療を続けています。

――本をたくさん出版されていますね？

とことん徹底的に考えるのが好きで、それを多くの人たちに伝えたいと思って書いています。決して、自分の医院に患者さんたちを呼び込むためではありません。講演などでも、「本を読んでください。でも、私の医院に来ないでください」と言っているほどです。

本のタイトルはセンセーショナルで、反発があるかも知れません。実際に『パンと牛乳は今すぐやめなさい！』に対して牛乳メーカーの団体からクレームが来ました。内容を読んでいただければ、客観的に書いていて、結論を押し付けるようなことはしていません。牛乳についても、牛乳を健康のために絶対視している日本の現状に警鐘を鳴らしたのであって、牛乳は悪だと決めつけたものではありません。

※なお、内山葉子医師は、患者さんのプライバシーに配慮して、普段の講演会などでも症例報告はされておらず、今回も症例報告の提供はありません。

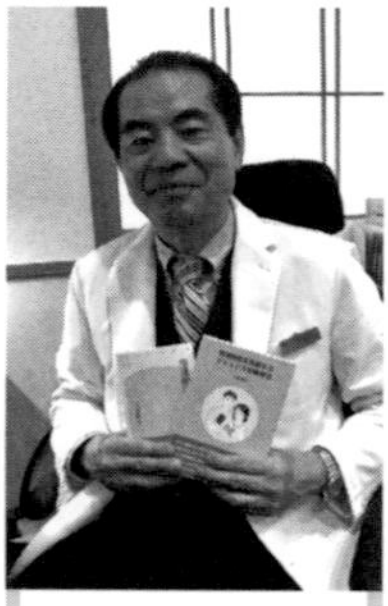

大森 隆史 医師

東京都中央区銀座二-八-一九
C&G銀座クリニック

大森医師は『発達障害を治す』『発達障害を克服するデトックス栄養療法』などの著書があり、日本では発達障害児に対して栄養療法に加え、デトックス（毒物排出）療法を適用した草分け的な存在として知られている。東京の臨海新交通「ゆりかもめ」の台場駅近くにあったクリニックの診察室で取材した。（クリニックは二〇二〇年二月に銀座へ移転しました）

――発達障害児の治療を始めたきっかけは？

私は元々、九州大学の工学部で分析化学、キレート化学を研究していました。大分県の九重山という火山から流れ出る川にヒ素が混じっていて、川から取水した飲料水からヒ素を取り除く方法とか、水俣病を念頭に産業排水から有機水銀など有毒な重金属を処理する方法などの研究でした。

その後、九州大学医学部に再入学し、医師になったのですが、やはりキレートに興味を持ち、歯の治療で使う合金などによる金属アレルギーの患者さんの治療などをしていました。

忘れもしないのは二〇〇四年三月のことです。

日曜日のTBSテレビの報道特集で、米国の発達障害の子どもたちの多くが、体内に水銀を蓄積しており、この水銀を除去することによって発達障害が治るケースがある、という現地ルポを放映したのです。毛髪ミネラル検査で水銀の有無を調べ、対象の子どもたちの治療前、治療後の姿を動画で見せていたのです。

翌月曜日、私が職場へ行くと、全国各地の発達障害児を抱える親御さん400人から「毛髪検査で水銀を調べてほしい」と、依頼の電話やメールなどが殺到していたのです。発達障害児を抱えた家族に衝撃を与えた番組だったのだと思います。

実を言うと、私はその放送を見ていなかったし、その時点まで発達障害の子どもを診察した経験もありませんでした。当時は、大人を対象にアレルギー対応などのため毛髪ミネラル検査をしていたのです。しかし、発達障害児を抱える家族の方たちは、毛髪検査が可能な施設をインターネットなどで調べて、藁にもすがる思いで、私のところに連絡してきたのです。

私は覚悟を決めました。依頼のあった400人の子どもたち全員について、毛髪ミネラル検査を実施したのです。結果はいろいろでした、水銀が多い子、少ない子。そうすると、水銀が多く出た子どもの親御さんたちは「水銀を除去してほしい」と言うのです。

しかし、その時点で私は治療経験がなく、治療の効果について何の知識もありませんでした。そこで、とにかく勉強から始めようと思いました。それが治療のきっかけです。

――具体的にどんなことを勉強したのか？

テレビ放送で紹介された米国の実情を調べようと、テキサス州のオースティンという町で開かれた発達障害をテーマにした学会に出席したのです。

この学会には五百から六百人ぐらいの人たちが出席していました。このうち日本人は、私以外では男性一人、それと日本の家族が一組だけでした。一人の男性というのは、今は「デトックス」という、医療検査やサプリメントを取り扱う会社を経営している北原健さんでした。

この学会は午前の部が一般の人たち向け、午後が医療関係者に絞ったセミナーとなっていたのですが、午前の部で人気を集めていたのがエイミー・ヤスコという女医でした。この先生はオーソモレキュラーという分子整合栄養学の有名な先生だと後でわかりました。

エイミー・ヤスコ医師の『自閉症　回復への道しるべ』という医師向けの著書は日本でも北原健さんの監訳で出版されています。エイミー医師のセミナーを午後の部でも聴こうと思って会場で待っていると、一般市民の参加者たちが「私たちも聞きたい」と次々に入ってくるのです。主催者は全然止めません。結局、みんな床に座り込むなどして、百人以上の人々がエイミー医師の話を聞き、次々に質問もするのです。医師たちだけでなく、母親たちも自分の子どもの治療をめぐる切実な内容を質問し、それに対してエイミー医師は丁寧に答えていました。

この学会では、私の知らない事ばかりで驚きと戸惑いの連続でした。我が子の発達障害がこう治った、症状がこう改善されたという発表を、お母さんたちがしている。それも、「我が子のMTHFR（メチレンテトラヒドロ葉酸還元酵素）の遺伝子多型がこうだった」とか、専門用語も使って、スライド付きで発表しているのです。私には、チンプンカンプンでした。

そもそも、それぞれの人で微妙に異なる遺伝子の型、つまり遺伝子多型があり、それと環境要因が重なって発達障害が出現するということを前提にした発表になっているのが驚きでした。そのことが、米国では常識になっている、と思いました。

そうしたお母さんたちが、日本人である私に「日本の状況はどうか?」と質問してきました。私は「日本では、発達障害の治療は不可能という前提で、どう社会に適応させるのかという療育に力を入れている」と説明すると、彼女たちは「信じられない」と言っていました。

――遺伝子多型という言葉の意味は?

順番にお話しします。帰国後、私は世界中の論文、特に米国の論文を徹底的に読みました。その数は軽く一万を超えています。その分野は内科、小児科、精神科、耳鼻科、皮膚科など多岐にわたりました。

その結果、水銀などの重金属が脳内に蓄積し、それを排出できない子どもたちに脳神経障害が発症し、それが発達障害となって現れるケースが少なからずあると確信できたのです。米国では、重金属類の排出が発達障害の治療の主流の一つだという確信です。

有機水銀、カドミウム、あるいは鉛もそうですが、重金属類への耐性や体の排出能力には人それぞれ差があります。そうした微妙な違いを遺伝子レベルで調べる。それが遺伝子多型と呼ばれているものです。わかりやすく言えば、アルコールへの耐性は人によって差があり、同じ量のお酒を飲んでも酔う人と酔わない人がいますね。それと全く同じなのです。

治療を始めて二週間後のことです。発達障害の子どもを持つ家族や医療者で作る団体から「発達障害の発症と水銀は関係がない」とクレームが届きました。彼らは「そんな論文は存在しない」と言うのですが、たった二週間のうちに、世界の論文を調べる時間など、彼らにあったのでしょうか。

私は、拙著の中で米国の論文を根拠に反論しました。でも、私が示した論文については「読んでいない」ようでした。

私は水俣病の治療に一生を捧げた熊本大学の原田正純医師の研究論文を引き合いに出し、有機水銀への抵抗性を持つ母親が生んだ子どもが、胎児の時に親の水銀で脳を侵され、生まれた後、ある程度成長してから水俣病が発症した例があることを示し、水俣病は有機水銀が原因だが、有機水銀が発達障害の原因になる可能性もある、と主張しました。

ところで、水銀について体の排出力が弱いと、毛髪ミネラル検査をしても、すぐに結果は出ません。キレート剤を服用すると、排出量が増えて毛髪ミネラル検査に出てきます。そうした経過を見ないで、毛髪検査で水銀が出ないので、水銀と発達障害は関係がない、という結論を出してしまうという医師もいました。

結局、私の主張は無視され、反論もなければ、共感もない、という状態が今に続いています。要するに、日本の医師たちは医学部でデトックスについての基礎化学を勉強していないのです。ですから、いきなり臨床では、体の奥で子どもたちを蝕む原理のところを理解できないのだと思います。

――子どもたちの治療の現状は？

ホテル日航のこのクリニックは開業して間がないのですが、再生医療の専門クリニックとして運営しています。具体的には、脂肪幹細胞を活用した治療や癌の遺伝子治療をしています。

その傍ら、一週間に一度、麻布十番のレンタル会議室を借りて発達障害の子どもと家族を対象にしたカウンセリングをしています（現在は休止中）。もちろん治療のためのカウンセリングです。

私が独自に開発した検査キットなどで毛髪ミネラル検査を行い、デトックスに必要なビタミン療法を行い、生活指導などもしています。面談は、時間をかけてじっくりしています。毛髪検査などは三～六か月の間隔を開けて実施し、その変化を見ます。ですから、ご家族の方々は長期戦を覚悟して取り組んでいます。

――発達障害の発症メカニズムを明快に説明されていますね。

　私の治療の経験でいろいろなことがわかってきました。脳が重金属などで汚染されると、子どもの頃に発症する際は発達障害となり、高齢になってから発症する際は別の脳疾患になる場合もあります。つまり、脳に重金属などが徐々に蓄積され、ある時期に発症するわけです。

　重金属だけでなく、ダイオキシン、ＰＣＢ、農薬、さらにインフルエンザワクチンなどに入っている消毒用の有機水銀、水道管などから溶け出す鉛、歯の治療に使われる金属というように、様々な物質が脳神経に影響するのですが、これらのうち重金属については、安全に着実に排出する穏やかな薬剤があります。ですから、そこから手をつけ、あとは各人のデトックス（毒物排出）の力に頼る。そんな考え方を私はしています。

　脳内に重金属が存在すると、記憶や心の動きに関係する扁桃体、海馬などがダメージを受けます。すると、感情の変化が乏しくなったりするのですが、さらにドーパミン、ノルアドレナリン、セロトニンなどの神経伝達物質の働きのバランスが崩れます。それが発達障害の症状を引き起こすと私は考えています。

　例えば、運動機能や認知機能に関係するドーパミンが一定量以上、神経系に存在すると、その子どもは落ち着きがなくなり、多動性が生じ、場合によっては攻撃性が増し、パニックのような状態になります。飛び跳ねるなどの行動を繰り返す常同運動にもドーパミンが関係しています。

ノルアドレナリンは中枢神経や末梢神経で働き、集中力に関係があります。不足するとADHD（注意欠如・多動性障害）になる可能性があります。記憶力にも負の影響を与えます。セロトニンが脳内に不足すると、気持ちを不安定にさせ、不眠症の原因にもなります。

治療によって、多動性が治ったお子さんが「あの時は辛かった。勝手に体が動いていた」と話すのを聞いた時、私は実感しました。多動性は、本人が動きたくて動いているのではなく、神経的なトラブルが起きているんだと。他の様々な異常に見える行動も、それぞれ同様に説明できます。そのことを、私は子どもたちを治療しながら、子どもたちに教えてもらったのです。

――ビタミン剤も重視されていますが、どんな効果が？

子どもたちのデトックス力、つまり毒物を排出する力を強化するために役立ちます。ビタミンは体内の酵素の働きを助ける役割があります。使い方によっては驚くほど効くことを、私は治療で実感しています。ビタミンとミネラルによって、発達障害に関係のあるドーパミンやノルアドレナリンなどのコントロールがかなりの程度可能なのです。

発達障害の子どもたちに、精神科薬剤が利用されているという現実があります。薬剤の中には、ドーパミンなどを出したり抑えたりする薬剤がありますが、副作用もあります。ただし、ビタミンなら安全で、効果も高いのです。

それと、デトックスの最前線は腸です。腸の状態を良くし、善玉菌、悪玉菌のバランスを保つためにも、ビタミンの摂取が役立つのです。小麦や牛乳のタンパク質はアミノ酸にまで完全に分解すれば、アレルギー以外には問題ありません。けれども、腸に炎症が起き、リーキーガット症候群（腸漏れ症候群）の状態だと、分解途中のペプチド分子の段階で体内に入ってしまいます。そうすると、ペプチドの分子構造は脳内モルヒネの分子構造と似ているので、マラソン選手のランナーズハイと同じような症状が出るのです。

お腹いっぱいなのに、もっとパンを食べたい、もっと牛乳を飲みたい。そんな感じですが、発達障害の子どもたちを観察していると、パンを沢山食べた後、急にケタケタ笑い出すケース、本当に多幸感に似た症状が出るケースもありました。

さらに、水銀は腸内細菌にも悪影響を与えます。善玉菌の細胞が持つ触手の先に張り付いて、触手を痛めつけ、悪玉菌を退治する力を失わせるのです。そうすると、腸内の悪玉菌が増え、腸の炎症状態、つまりリーキーガット症候群を引き起こします。その結果、ペプチド分子が血中に入り込み、抗体反応によってアレルギーが発症し、さらに脳神経に毒物が入り込みやすくなって、発達障害につながるのです。

――オーソモレキュラー理論は正しい？

発達障害の子どもたちの治療では、デトックス（毒物排出）による引き算と、ビタミンや栄養補給による足し算の両方が必要です。オーソモレキュラーは大変勉強になりましたが、一九六〇年代に誕生した考え方で、足し算が中心です。

発達障害の子どもたちにビタミンや鉄などを補給して体内の栄養バランスを整えて治療するのですが、デトックスという引き算部分が弱いのです。六〇年代までは人々の栄養状態が良くなかったので、引き算のことは考える必要がなかったのかも知れません。

例えば、日本では八〇年代以降、回転寿司が普及して、大人も子どもマグロをたくさん食べるようになりました。マグロは大型魚で、海中の有機水銀を食物連鎖によって濃縮します。妊娠中の女性がマグロをたくさん食べると、血液を通して胎児の体内に水銀が蓄積されます。発達障害にとって警戒すべき食材なのです。

デトックスのため、私はαリポ酸という有機化合物を主に使っています。安全で、おだやかに効きます。酵素の働きを強めて、じっくりと時間をかけて重金属を排出させるのです。抗酸化作用もあり、エイジングケア（老化防止）にも使われています。グルタチオンによってデトックスする場合もあります。

——最後に一言。

発達障害は治療できるのです。栄養・デトックス療法を世に広げることが私の夢です。この療法を広げることは、子どもたちを救うことであり、日本の将来に絶対に役立つと思っています。夢と志を持って頑張るつもりです。

第二章　食事・栄養・キレーション療法で発達障害に取り組む七人の医師たちの挑戦

【大森隆史医師による症例報告】

（対象者）

28歳　男性　東京都在住

（診察時期）

２０１１年春（治療開始時は20歳）

（初診時の症状）

・ややヒステリックで、パニック症状が時々出る。
・言葉が単発で、文章化した表現が苦手。
・アイコンタクト（目と目を合わせて会話すること）ができない。
・全体として知的な発達遅滞を伴うＡＤＨＤ（注意欠如・多動性障害）。
・母親によると、対象者は3歳の時、大学付属病院で「自閉症的傾向児」との診断を受けた。自閉症児と普通児の混合教育をしている私立学校に入り、幼稚園から高等専修学校まで、その学校に通った。
・以前の担当医が薬物療法を試したこともあるが、本人はかえって興奮したので、数か月で中止したという。
・高等専修学校を卒業後、グループホームで暮らし、授産施設で就労している。

（この症例を選んだ理由）

発達障害の治療は早期に開始した方が効果的だといわれているが、成人になってからの治療も可能であることを示す症例を提供したいと考えた。

（治療前の情報、家族の話から）

・0歳児のときから、反応が乏しい感じがした。
・1歳を過ぎても片言も出ない状態で、1歳半の集団検診では「多動で、アイコンタクトが取れない。自閉症の可能性がある」と言われた。
・母親は、息子を受け入れてくれた学校に通うため、家族で引っ越しをした。
・家族は息子のためにできる限りのことをしてきた。愛情も注いできた。だが、医者からは「障害だから、治らない」と言われ、限界を感じていた。母親は「藁をもすがる思いで大森先生を訪ねました」と話していた。

（検査内容）

・毛髪ミネラル検査（重金属類を検出）。
・尿中有機酸検査（腸のリーキーガット症候群の有無などをチェック）。
・遺伝子多型の検査（12項目。その後、17項目を追加実施）。
・栄養状態の検査。
・その他、一般的な医学検査。

（当初の面談、問診の診断結果や印象など）

初診時に20歳で、症状が固定していると危惧されたが、特にデトックス療法で脳内に蓄積された重金属類を排出することで治療効果を期待した。

（治療計画）

・「αリポ酸」という安全で緩やかに効果を発揮するキレート剤を処方し、3～4か月ごとに毛髪検査を継続。
・足し算治療に必要なミネラル剤を処方。

・腹部症状改善のため整腸剤も処方。
・水銀を含む大型魚の摂取を控えるよう食事を指導。

(投与の栄養サプリメント・薬剤などの効果)

・治療対象者は、過去には向精神薬などの薬剤処方を受け、初診時にも精神安定剤の服用を続けていた。
・デトックス、栄養・食事療法の効果を見ながら、ゆっくりと精神安定剤の服用を中止した。
・治療開始から半年後あたりから、効果が少しずつ現れ始めた。
・定期的な毛髪ミネラル検査の結果について、グラフで表示し、水銀などの有害金属が排出される様子を家族の方とともに確認した。
・遺伝子多型についての検査は、治療開始から数年後に実施し、同時に実施した栄養状態の検査結果も見ながら、ビタミン類の栄養サプリメントの処方も実施した。このサプリメントによる治療効果も着実に現れた。
・症状の改善は治療開始から7年を経過した現在も続いている。
・具体的には、言語能力が目に見えて向上し、感情が豊かになり、感情をコントロールできるようになって、パニック症状がほとんど出ないようになった。
・言語能力については、初診時には単語を並べた話し方しかできない状態だったが、現在では理由付けした話し方、因果関係を理解した話し方ができるようになっている。
・治療前は、家族や周囲の者に注意されると、パニック状態になり、手がつけられなくなることがよくあった。だが、最近は悔し涙をにじませ、気持ちが収まるのを自室で待つ、といったことができるようになった。
・現在、グループホームで生活し、毎日、自転車で作業所に通っている。週1回、プールにも通う。これらはすべて介助者なしで、独力で行っている。
・栄養サプリメントも自身で管理して毎日飲んでいる。
・社会的な自立へ向けて歩みを始めている。

（大森医師による考察）

・「大人になってしまったら、もはやどんな治療を行っても症状改善は期待できないのでしょうか？」というご家族からの問いかけに、どう答えたらいいのか。様々な論文を検討しても症例が少なく、確かなことは言えないというのが正直なところである。

・しかし、私自身の治療経験を踏まえれば、発達障害を抱えたまま大人になった人にも治療効果があるケースが少なからずあると確信できる。

・幼少時に発達障害との診断を受け、成長の過程で薬物療法を繰り返し受けた人たちは、症状が固定化しているケースが目立つ。しかし、そうした人たちに対しても、できるだけ本来の治療の手順を踏んで、適切な検査を実施し、デトックス、栄養サプリメントの投与、食事指導を丁寧に行うことで、症状改善を期待できる。

・ご本人にも、ご家族の方々にも、「諦める必要はないですよ」というメッセージをお届けしたい。そんな症例をお示しすることができたと考えている。

（ご家族の見方）

・母親はこう話している。「大森先生に診てもらうまでは、自閉症の症状が良くなることはないと諦めていました。でも今は、治療できているという実感があり、親である私がワクワクしています。遺伝子多型の検査などによって、息子の発達障害の原因が推測できた時は衝撃でした。生まれつきの傾向の部分は個性として受け入れ、治療によって息子は社会で生きやすい人になっていく。息子に自閉症という診断名がついた3歳の時からの目標、少しでも社会に適応できるようになってほしいという願いが実現しつつあると実感できています」

・さらに、こうも話している。「パニック症状が出なくなり、私の言うことをかなり理解できるようになりました。私が言っている意味が分からないと、『〇〇って何？』と聞き返してくれます。以前なら、ありえなかったことです。例えば、アルバムをよく見ているので、尋ねると、『小さい時のことを知りたいから』と答えてくれるのです。『僕も自分のお金でピザが食べたい』と話すなど、自分でやりたいことへの意思もはっきり出すようになりました。こうした普通のやり取りが、私たち親にとっては画期的なことで、無常の喜びです。欲を言えば、息子が小さい時に大森先生に出会い、治療を始めていたなら、息子はもっと違った人になっていたかも知れません。でも、まだまだ症状が良くなる可能性があると信じています」

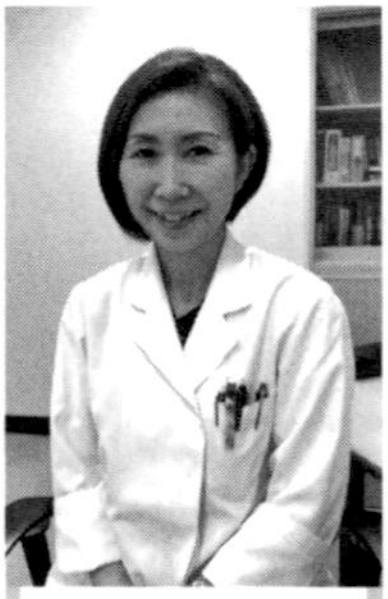

中本 かよ 医師

大阪市中央区東心斎一－二－一七
大阪漢方医学振興財団付属診療所

大阪市中央区東心斎橋。地下鉄堺筋線の長堀橋駅を出たところのビルの地下一階にある入口のドアを開けると、生薬の瓶が並び、漢方クリニックであることがすぐわかる。診察室で、中本かよ医師にお会いした。

中本医師は元々消化器内科が専門ということだった。なぜ西洋医学から入って漢方医にたどり着いたのだろうか。また、発達障害児の治療などに応用する食事・栄養療法と漢方の関係などについてお尋ねした。

――なぜ漢方医に？　発達障害児の治療を始めたきっかけは？

近畿大医学部を卒業後、大阪市立大学病院で研修医となったのですが、その時は消化器内科を選択しました。消化器疾患、特に胃カメラや超音波内視鏡などに取り組んでいたのですが、その中で胃がんの病理の研究に携わっていました。

病理組織を見ていると、それぞれ、それなりの秩序があるように感じられ、マクロからミクロへ興味の関心が移りました。漢方では、「観入」と言います。そして、漢方医学も生体にある秩序の乱れを理論的に解釈し、その乱れを改善しているということに気づき、強く惹かれるようになったのです。

大阪市立大学病院には当時、慢性疲労外来があり、治療と研究に取り組んでいましたが、西洋医学のみでは改善しないケースも多く、そこで漢方の出番でした。同病院から紹介された患者さんたちに「弁証」と治療を実践して効果の表れを実感し、この道を極めることの正しさを確信しました。「弁証」というのは、証を弁じる、つまり体で何が起きているのかを論じる、つまり漢方的診断を意味します。

いつもだるい、しんどい、熱っぽい、朝は起きられない、勉強に集中できない……。慢性疲労症候群の子どもたちは、こんな症状をよく訴えます。診察を重ねるうち、発達障害の症状と重なる部分があることに気づきました。これが、発達障害の子どもたちを診るようになったきっかけです。

――食事・栄養療法を重視するオーソモレキュラー医学を勉強されていますね。

順番にお話しします。漢方の世界は、中国に由来し、中国の伝統を守る中医学と、伝来後、日本で独自に発展した部分を持つ和漢と呼ばれる日本式の漢方に分かれます。私は、そのうちの中医学を学びました。仏教、道教に由来する哲学的な部分も含め、人間の本質、生命の本質への深い洞察と、科学的にも裏づけられる理論に強く惹かれています。

そして、中医学を勉強してきた私から見ると、オーソモレキュラーと中医学は言語の違いがある、つまり表現の仕方が異なるだけで、本質的に同じ医学理論であると思えるのです。オーソモレキュラーは、人間の体を分子レベルで捉え、その働きを正常にする、つまり、代謝と呼ばれる体内の化学反応をスムーズにすることが心身の健康につながる、と考えるのです。中医学も、生体の構成部分のばらつき、バランスの乱れ、それによる五臓六腑の機能亢進や低下、病邪の停滞などを読み解き、漢方薬や食事、睡眠によって体のバランスを取り戻し、整えていくことを目指しており、両者に違いはありません。

オーソモレキュラーも、より解明が進み、これに哲学的な部分、生命観を加味し、深化させたものが出て来れば、中医学に近くなるのではないか、と私は考えています。オーソモレキュラーは、体内のメチレーショントラブル、代謝異常が発達障害やうつ病など心身の疾患として現れると考えますが、病名や症状で区別しないで、それぞれの個別の原因からとらえて治療する、といった考えからも中医学に通じます。

――大阪漢方医学振興財団というのはいかめしい名前ですね?

漢方医療が保険適用になった時期に啓蒙の意味も含め創設されました。

実は、私は三代目の理事長です。大阪市立大学病院の紹介で、初代の先生の元で週一度、アルバイトの勤務医をするうち、「常勤の医師になれ」と勧められました。ところが、引き受けた一か月後に先生が急死され、二代目の理事長になった伊藤良先生が中医学の権威で、伊藤先生に中医学の理論を叩き込まれました。そして、三年前に亡くなった伊藤先生の後を継いで理事長になったのです。財団の常勤医になってから二十数年。中医学一筋の人生になってしまいました。

今は、各地のカルチャーセンターで漢方の講座などを開催したり、心身の調和のための「足助体操」の普及に取り組んだりしています。愛知県の足助神社にゆかりのある足助次朗先生が創案した医療体操です。腸を元気にする体操なので、発達障害の子どもたちの症状改善にも役立つのでは、と思っています。漢方の基本は養生です。私は医療・食事・運動の統合（医・食・動）を推奨しています。

――発達障害のお子さんに、どんな手順で診察しますか？

病人あるいは障害の疑いとしてではなく、一人の人格として向き合います。最初に、お母さんに簡単な問診票を書いていただきます。その問診票を見ながら、お子さんを見ていて一番気になるところ、一番しんどそうに見えるところを尋ねます。あるいは、お子さんが発する言葉で気になるところ、などを聞きます。

さらに、鼻をすする様子、首を小刻みに振るチック現象、匂いなど、全身から発する小さな信号を読み取り、そこから、お子さんの体の中で起きている異変や問題部分を探っていくのです。

脈診、腹診も欠かせません。脈診の際に、極端に弱い脈だった発達障害のお子さんがいましたが、症状の改善とともに脈も力強くなってきました。腹診によって、胃腸の状態や気の停滞を診ます。そして、三度の食事や睡眠の取り方についても詳しく尋ねます。漢方の三千年の歴史を通して食事こそ最重要な医療と考えてきたのです。「医食同源」という言葉の通りです。

いずれも、オーソモレキュラーと共通する考え方です。体を休め、生活のリズムを作る睡眠も食事と同様に大切です。最近ではサーカディアンリズム（二十四時間周期で変動する生理現象）として取り上げられていますが、紀元前に著された『黄帝内経』には、すでに一日のバイオリズムのことが書かれています。

　血液検査も実施し、西洋医学の観点で肝臓や腎臓の機能、血液の脂質、貧血などの状態を調べ、さらに必要であれば、栄養解析、食物アレルギーの検査なども行います。

　少し難しい言葉になりますが、中医学では一連の診療を「望」「聞」「問」「切」という「四診」に分けて、説明します。たとえば、「望」と「聞」は体から発する信号を読み取り、聞き取ることです。「問」は、なぜその現象が起きたのかを探ること、脈診、腹診は「切」にあたります。一言で言えば「弁証」。医師の知識と五感を総動員しての診察ということになります。

――診察の後は治療ですね？

　例えば、ADHD（注意欠如・多動性障害）のお子さんと一言で言っても、それぞれ症状や原因は異なります。その気質を見極めた上でのことですが、落ち着きがなく、イライラし、暴れたり衝動性のある動きをしたり、というお子さんに甘麦《かんばく》大棗湯《たいそうとう》などを頓服《とんぷく》で処方することがあります。

　この処方は、自分の気持ちを楽にし、落ち着かせる効果があります。お子さんは暴れたくて暴れているのではありません。あるいは、動こうとしても、動けないこともあります。お子さんのしんどい気持ちに寄り添うことが何よりも大事です。

　私はオーソモレキュラー医学も勉強しており、効果を期待できるビタミン類などのサプリメントも用意し、処方するケースもあります。でも、できる限り食事の改善によって、体のエネルギーバランスを整えることを目指しています。

――治療のための食事指導は？

　いわゆるグルテンフリー、カゼインフリー、小麦や乳製品の除去食を一律に勧めているわけではありません。お子さんの様子を見て、検査の必要性を判断しています。それらの食物に対するアレルギー症状があれば、除去食を勧めることになります。

当院では、薬膳栄養学研究会も営んでいます。科学的な栄養素だけを見るのではなく、五臓六腑を整える味や、身体に対する食品の寒熱を見極めることも必要なのです。しかし、エネルギーの元となる三大栄養素、糖質（炭水化物）、タンパク質、脂質（油）は必要です。バランスのよい摂取が必要ですが、糖質に偏る傾向があります。オメガ3脂肪酸の豊富な亜麻仁油や中鎖脂肪酸などの体にいい油を勧めています。代謝を促進し、腸内細胞を整えるため、ビタミンの豊富な新鮮な野菜も欠かせません。グルテンの多い輸入小麦で作られたパンはできるだけ避けてもらいます。おやつの甘いパンはとくに注意してもらいます。どうしてもパンが食べたい時は、米粉や大豆粉を使った自家製のパンを勧めています。

お菓子など甘い物ばかりの偏った食べ方をしている子どもが多いのです。これでは、体の代謝機能に異常が生じ、胃腸にも悪影響を与えます。漢方的には、「痰邪《たんじゃ》が停滞する」状態となり、身体が苦しく、様々な症状となって現れるのです。このため、お子さんの様子を見ながら、糖質制限も指導します。

当院には、栄養士の方にも月一回ずつですが、来てもらっており、栄養指導を行っています。五気六味と言って、甘、辛、鹹味《からみ》、苦味、酸味など様々な味わいのバランスを取り、五臓六腑にエネルギーを行きわたらせることで、体を元から元気にするのです。

また中医学では、後天的には腸が一番大事だと考えています。腸を元気にすることが、すべての出発点です。なぜかというと、人間は腸を通じて栄養を取り込み、腸で毒物が体内に入るのを防いでおり、清濁を分ける仕組みがあるからです。

やはり中医学に「先天の精」「後天の精」という言葉あるのですが、「先天の精」は親から受け継いだもの、「後天の精」は生後の環境要因、食事などによって自身で獲得するものです。「先天の精」に問題があっても、「後天の精」を良くすることで健康を保てます。人間は気・血・水という3要素のバランスが良く、体の隅々に流れることによって各臓器が正常に働き、心身の活動が営まれるのです。食事や睡眠によって、体のバランスを回復させ、発達障害の症状を改善していくのです。

——体に溜まった毒物が発達障害の原因の一つという考え方は？

「お風呂の理論」を考えると、全体像がわかりやすくなると思います。つまり、人間はそれぞれ「お風呂（容量）」を持っていると考えるのです。そのお風呂に、多次元的に色々なものが流入してきます。心身のストレスであるとか、食べ過ぎによる通常以上の熱量であるとか、水銀などの重金属、農薬などの毒物であるとか、目に見えるもの、見えないものが溜まるのです。一方、お風呂には排出口があるように、人間にはこれらを排出する力も備わっています。文字通り、老廃物を体外に排出する力もありますし、ストレスを別の形で発散する力もあります。血液や体液の流れなどがスムーズであれば、吸収もよくなって、毒物は溜まりにくくなります。しかし、流入、流出のバランスが悪くなり、代謝機能に異常が生じると、お風呂の水があふれます。多次元的に、しかし、それは関連し合った複雑な症状となります。発達障害の症状にも、そのような現象が含まれているのではないか、と考えています。お風呂の容量や排出能力はヒトそれぞれですから、同じストレス、毒物が体内に入っても、症状が現れる場合と現れない場合があるのです。漢方ではこうして溜まった病理産物を「痰邪《たんじゃ》」や「瘀血《おけつ》」などといいますが、病理産物を排出することで、中国医学の「三焦」つまりは身体機能を支える臓腑同士や細胞間の気・血・体液の流れを良くする必要があるのです。

　オーソモレキュラーでいうデトックス、キレート（毒物の排出）という考え方と同じですね。その効果を考えた生薬もあります。半夏《はんげ》、茯苓《ぶくりょう》、沢瀉《たくしゃ》、朮《じゅつ》、茵陳《いんちん》、牡丹皮《ぼたんぴ》、陳皮《ちんぴ》という漢方薬はいずれも、体の機能を助け病理生産物を排出する効能があり、弁証をしながら、これらを組み合わせて調合します。病理生産物を排出することが、吸収を助け、促すことにつながります。胃腸の働きを正しくし、消化を助け、食物の停滞を取り除く効果もあります。要するに、「入れる」「出す」のバランスを整えるのです。

——具体的な治療例は？

　二年前の秋にお母さんに連れられてやってきた、当時八歳の男の子の例をお話ししましょう。最初は、その子はすごくしんどそうな感じで、支援学級の授業も受けられないような状態でした。肥満気味で体を動かすのも大嫌い。

　診察の上、気をめぐらせ胃腸を整えるように抑肝散加陳皮半夏《よくかんさんかちんぴはんげ》という漢方を処方すると、一週間ほどで毎日学校へ行き、授業を受けることができるようになりました。

　さらに様子を見ながら、糖質制限の食事を指導し、甘いおやつもできるだけ減らしました。喘息も併発していたので、これに対しては神秘湯という漢方で対処しました。緊張すると喘息発作も出やすいので、柴胡《さいこ》・蘇葉《そよう》という気持ちをリラックスさせる成分が入っています。

　こうして、宿題や課題も家でこなせるまでに元気になったのですが、新学期になってクラスや担任の先生が変わると、「学校へ行きたくない」と言い、学校で暴れることもありました。学校で安心できない、自分がコントロールできず、いたたまれない気持ちになっているのです。彼がそんな気持ちになっていることが分かったので、不安を感じた時のために甘麦大棗湯《かんばくだいそうとう》を頓服で処方しました。

次第に新しいクラスにも慣れて、状態も格段に良くなって、苦手の運動会にも参加しました。年が明けて一月のマラソン大会では、本人は最初は出たくないと言っていたのですが、私が「散歩みたいなもんだから」と話すと、「そうやね」と言って練習にも加わるようになりました。

当日は、結局は不参加だったのですが、でも、まずまずです。四月に新学期を迎えると、担任の先生が変わったのですが、学校への行き渋りもなく、授業中によくあった吐き気もなく、元気に通っています。一か月に一度ずつの通院だったのですが、症状が落ち着いているので、今は二か月に一度に減らしています。

――治療に保険は適用されますか?

漢方は基本、保険適用で行っております。

――オーソモレキュラーの考え方はなかなか広がりませんね。

漢方も、日本の医学界でなかなか認められませんでした。例えば漢方薬の処方が保険で認められるようになったのは比較的最近で一九八〇年代のことです。それまでは民間療法的な位置付けで、西洋医学の世界からはのけ者扱いの時代が長く続きました。

でも、「本物の漢方」を継承する真剣な取り組みを続けることによって、やっと市民権を得たのです。オーソモレキュラーも同じです。食事・栄養療法、栄養サプリメントの必要性について真摯な研究、取り組みを続けることで、やがて認められる日が来るのではないでしょうか。

漢方の世界に、気軽に漢方薬を処方するような、『なんちゃって漢方』という言葉があるのですが、同様にオーソモレキュラーでも安易な取り組みは避け、真剣に勉強しなければと思います。

――大阪漢方医学振興財団は「オーソモレキュラー.JP」というグループの会員になっていますね？

私はできる限り、東京で月一回開催される勉強会に出席し、症例などの研究に参加しています。最初に話したように、オーソモレキュラーの医学理論と中医学を融合、両者を併用した診療法を確立するために、さらに研鑽を続けたいと思っています。

【中本かよ医師による症例報告】

（対象者）

男児　8歳（初診時）

（診察時期）

2017年秋

（初診時の症状）

・別の児童精神科クリニックでADHD（注意欠如・多動性障害）の診断を受け、抗不安薬の処方も受けていた。
・緊張や不安といった状態になりやすく、衝動性もあった。悪心が強く、嘔吐することもしばしばあった。コントロールを服用すると嘔吐は減少するが、衝動性が増す傾向があった。
・全体としては落ち着いた印象（望診による）。
・障害者を受け入れる支援学級に通学中。
・児童精神科と連携する形で漢方診療を始めた。

（読者に伝えたい症例として選んだ理由）

・漢方的な治療によって症状が改善している。
・母親の理解と大らかさなどもあり、対象のお子さんを包むコミュニケーション環境を比較的早期に成立させることができた。まず対象のお子さんをしっかりと受け止め、安心して通院できると感じてもらう環境をつくることが大切であると痛感した症例である。

（治療前の情報。ご家族の説明など）

・幼少期の頃から行動などに「異変」を感じ、小児科、小児神経科、精神科などに通い、薬物治療などを続けてきた。しかし、向精神薬には副作用があり、心身の状態もバランスが取れていないのでは、と疑問が生じた。
・家族の友人の鍼灸師から大阪漢方医学振興財団のことを聞き、「漢方ならバランスのとれた治療が可能」と考えて、中本医師を訪ねた。

(当初の検査内容)

・対象者は採血などの検査が苦手で、実施できていない。幼少期に繰り返された血液検査時の痛みなどがトラウマになっている。ごく最近も、検査のため血液採取をしようとしたところ、「いやだ」と騒いで、クリニックを飛び出した（一時はクリニックへの通院を拒まれた）。検査が可能な状態になったら、血液検査、ビタミンやミネラルの過不足を調べる栄養解析などを実施する予定。
・以前は、白衣を着た人を見るだけで逃げ出すほどの「医者嫌い」。母親は「先生のところへ通えるようになっただけでも進歩です」と話している。

(当初の面談、問診の結果や印象など)

・肥満傾向で、心身の状態がアンバランス。「本人も『シンドイ』と感じているだろうな」という印象だった。
・時おり、衝動性が出るのは、自分自身が「シンドイ」と感じるからだろうと分かった。漢方的に言うと、甘い物も好きで、胃腸に熱がたまり（胃熱）、ストレスの熱と合わさり（肝うつ熱）、それが上方にのぼった状態のため、吐き気や、体が熱苦しく、苛立った状態にあると診断した。
・甘い物が大好きで、菓子類をしょっちゅう口にしていた。偏食も激しく、食事の改善が重要であると確信した。

(治療内容)

・漢方の「抑肝散陳皮半夏《よくかんさんちんぴはんか》」を処方した。胃腸と肝気を整える効果、とりわけ胃腸の負担を和らげ、代謝を活発にする効果がある。肝気を抑制し、衝動性が出ないようにする効果も考えた。

・食事について、MSS（オーソモレキュラー栄養医学に基づく栄養サプリメントの会社）の資料などで説明しながら、以下のことを指導した。まず、糖質制限。精製糖やデンプン類の摂取をできるだけ控える。小麦、牛乳をできるだけ控える（菓子パンやスナック菓子は要注意）。タンパク質や良質な脂質（亜麻仁油などのオメガ3脂肪酸、DHAなど）を積極的に摂取する。脳内の神経伝達物質の合成に関与するセロトニンやビタミン類（葉酸、ナイアシン、B6、B7など）やミネラルを積極的に摂取する。漢方と併用することで、効果的に体質改善できる。母親も食事改善の意味を理解し、積極的に協力してくれた。

・持病の喘息についても漢方で対応した（症状は出なくなった）。

（治療開始から1か月後の状況）

治療効果がはっきり出てきた。集中力ができ、落ち着きが出てきた。

（治療開始から半年後）

・精神状態はさらに安定し、学校の宿題にも集中して取り組めるようになってきた。抗不安薬の服用も減らし、朝・夕だったのを朝だけにした（小児精神科の判断に基づくもの）。

・とはいえ、4月の新学期でクラスの担任が代わったことや、授業後に通っていた学童保育が年齢制限で行けなくなり、新たに通うことになった放課後等支援サービスになじめず、再び情緒が不安定になった。このため、漢方で興奮を鎮める効果がある甘麦大棗湯《かんばくだいそうとう》を毎夕、服用してもらったところ、落ち着きを取り戻した。

（さらに1年後）

・治療開始から2度目の新学期でクラス担任が代わった際、再び情緒不安定となり、しばらく止まっていた吐き気が再現した。対象者が通う児童精神科医が「減らしていた抗不安薬を増やすこと」を提案したが、母親とも話し合い、向精神薬の量は減らしたまま、漢方を「抑肝散《よくかんさん》と茯苓飲《ぶくりょういん》」に切り替えた。このあと、対象者は落ち着きを取り戻し、今に至っている。

・現在、通院は2か月に一度。衝動性が出ることはなく、悪心・嘔吐もほとんど起きていない。「勉強したい」と学業への意欲を口にするようになっている。

（考察。自己評価）

・漢方による治療効果を出すためには、対象者との信頼関係、ご家族との信頼関係も欠かせない。楽しい治療を心がけ、対象者とも母親とも楽しく会話し、安心感を持ってもらえた。対象者は運動が苦手で、冬季のマラソン大会や、その練習への参加を嫌がっていたが、「散歩のつもりで参加したらどうか。走らなくてもいい。歩いてもいいんじゃない」と話しかけ、納得してもらった（ただし、大会当日は不参加）。母親も、食事の改善に懸命に取り組んでいる。母親は「理屈がわかり、息子の症状改善への効果もはっきり感じられるので、取り組み甲斐があります」と話している。

・オーソモレキュラーの理論でも、漢方でも、食事は極めて重要である。脳内の電気信号は五臓とも繋がっており、神経伝達物質の生成を助ける食べ物とともに、腸内細菌を整えて栄養吸収や免疫力のバランスを保つ食べ物も摂取する。漢方でいうと、食べ物で身体は出来ているし、身体を機能させるエネルギーの発生源だが、過剰な食べ物や偏った食事は邪熱となり、病気の元にもなる。丁寧な食事をすることで、邪熱をうまく逃し、五臓のバランスを整え、脳内の神経伝達物質を増やす。発達障害の子どもたちの治療にあたっても、そんな循環をつくることを目指したい。

・他の治療対象の子どもたちについては、血液検査や栄養解析も適宜実施し、必要に応じて食事指導だけでなく、栄養サプリメントも出している。漢方を中心にしつつ、漢方と親和性の高いオーソモレキュラー理論に基づく食事・栄養療法を実践することで、発達障害の子どもたち、他の様々な症状に苦しむ子どもたちに対処していきたい。

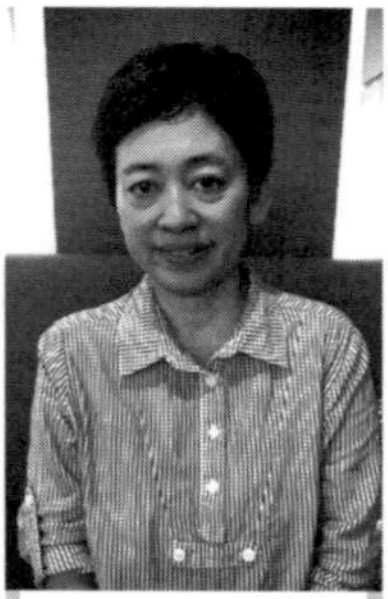

春名 令子 医師

大阪市淀川区西三国一-三-一三-一〇二
はるなクリニック

　インターネットのホームページで、「バイオメディカル（オーソモレキュラー）」を標榜する大阪のクリニックを見つけた。ご夫婦で経営する「はるなクリニック」で、「バイオメディカル」を担当するのは妻の春名令子医師だ。「発達障害を海外の最新情報を取り入れ、検査し、根本治療を行う」とある。インタビューを申し込むと、「私でよければ」との返事が寄せられた。大阪・梅田の喫茶店で待ち合わせると、約束の時間通りに軽装姿の女性が現れた。「春名です。整体の講習会からの帰りなんです」と、張りのある元気な声。さっそく、インタビューを始めた。

——最初に、発達障害のお子さんやご家族へのメッセージを。

　私もかつてはそう思っていましたが、発達障害は治らないものだと思っている人が多いんです。特に発達障害は周囲から病名のレッテルを貼られてしまうんです。だから、お子さんが最初に発達障害とわかった時のご両親の苦悩は、並大抵のものではありません。未来が閉ざされてしまうんです。

学校の先生やお医者さんからは「先天的な障害なので、医学的には治りません」「(衝動性障害のために)暴れたら、おとなしくする薬(向精神薬)を飲みましょう」「障害に合わせた療育をしましょう」とか、言われます。それしかない。だから、お子さんの人生が、もう決められてしまった、という思いになってしまいます。

それで、ご家族の選択は二つに分かれるんです。「そうなのか」と思い、現実を受けとめて生きている人。いや、なんとかしてやりたいと思って、いろいろネットなどで調べる人。私のところにやってくるのは、後者の人たちです。そういう人たちをどういう風にして、導いていくのか。私も完璧ではないですけど、心がけているのは、本人とご家族が希望を失わないように、未来に向けて導いてあげる、その手助けをしたい。そう思いながら治療を続けています。

——具体的には、どのように診察しているか？

お子さんの状態を、とくに初診の際、しっかり診ます。すごく動き回る子の場合、二回目は検査結果の説明をするので、お母さんだけで来られることがあります。でも、必ずお子さんと一緒という人も多いです。まずお子さんに声かけをします。目を合わせて、アイコンタクトができるかどうかも大事です。お口の中の観察も含めて体も触ります。これは、嫌がる子にはしません。逆に、すごくなついて抱きついてくれる子どももいますが(笑)。ご両親には、ご自身の口の中を見せてもらうとともに、家でのお子さんの様子も聞きます。家の環境や食事についても聞きます。

それから、生化学的な検査について、お話をします。腸の問題とか、口腔内の問題とか、代謝の問題とか、具合が悪い原因を見つけるために、どんな検査が必要なのか、について丁寧に説明します。食事

春名 令子 医師

と栄養、それに除菌や体内の毒物を排出するキレーションを組み合わせて治療するんですが、保険診療ではないので、あらかじめ、検査の値段などもネットに書いています。決して安くないので、その人が受け入れてくれる検査をします。お母さんに「どういう検査をしますか?」と聞くのです。

それぞれの検査に意味はありますけど、値段のこともあるし、「最低、これだけはやっとく?」と、三つの検査を勧めることもあります。それは、血液検査、尿有機酸検査、毛髪検査の三つです。治療を進めるうち、例えば便の検査など、「やっぱり、これだけはしましょう」と勧める時もありますが、判断は相手にゆだねます。受け入れられて、続けられることが大切なので。

また、食事・栄養療法の世界において、子どもの症状を診ないで、検査ありきになってしまわないようにと心がけています。

検査結果は参考データであって、言ってみれば、一つの考え方の一コマです。だから、今、目の前にいる子どもを見て、データをもとにどう取り組むかが大事です。とくにお母さんに対して、やる気を起こしてもらうような話し方をするようにしています。

――食事の指導は?

検査はほとんどが外国の機関に委託するので、結果解析が出るまでに一か月ほどかかります。その間に、食事の指導を始めます。最初は大雑把に、甘いものを控える、グルテンフリー(小麦の除去食)、カゼインフリー(乳製品の除去食)の三つですね。それも完璧でなくていいから、できるところからやって、と言うんです。それと同時に、お母さんに、食事の内容を記録するノートを作ってもらいます。

食事の記録ノートを見ると、お母さんの進み具合、どこで混乱しているとか、どこでうまくいっていないか。料理の得意でないお母さんもすぐわかります。それで、メニューを増やす工夫の仕方とか、調理法とかも、個別に具体的に指導します。

「これ、できたやん」と励ますことも大事です。気を張って、完璧に実行しているお母さんに、「もうちょっと手を抜いてもいいよ」と助言することもたまにあります。私自身も発達障害のお子さんを持つご家族に指導するのと同じ調理をしています。つまり、基本としてグルテン・カゼインフリー、砂糖ぬき、化学調味料ぬきです。自分で実践をしているから、どういう工夫をしたらいいか、自らの経験も踏まえ、大体のことは答えられると思っています。

私は、料理やおやつ作りを、お子さんたちにも手伝わせなさい、と言っています。手伝わせるレベルはそれぞれ違っていいんです。お母さんだけで作っても、お子さんは食べないかもしれないよ。お子さんにも食に関心を持たせ、体の中身は食べ物でできている、と実感させるんだよ。それが、お子さんの将来の自立にもつながっていくんだよ、と。

小麦と乳製品は止めさない、と言うだけでは、なかなか止められないこともあります。それぞれの家庭には、色々な事情があります。兄弟がいて、その子だけ特別なメニューにはできないとか、ご両親で来られる人はいいけど、お母さんだけで来られる場合、ご主人の理解がなくて、実践が難しい、とか。要は、それぞれの家庭ごとに、どういう風にやっていったらいいのかを個々に指導しなければなりません。

「出来ません」「無理です」と、お母さんに匙を投げられてしまうと、元も子もなくなってしまいます。逆に、お母さんを追い込んで、うつ状態にさせてしまってもいけません。発達障害は、そのお子さんだけでなく、ご家族全体が治療対象だと考えています。

私はいつも、「お母さんは、家の中で太陽のような存在なんだよ」、と言うんです。食事ももちろん大事ですけど、一番大事なのはお母さんの態度、姿勢、そして笑顔なんです。お母さんが沈んでいくと、子どもたちも暗くなる。発達障害児だから、お母さんの気持ちは分からない、なんてことはありません。すごく分かるんです。全てではないですが、お母さんが前向きだと、お子さんの治療の可能性が高くなるんだろうと私は思うんです。子どもを治したいというお母さんの気持ちを、しっかり後押しする。食事療法の指導でも、それが大事なところです。また、お母さんを支えるお父さんのサポートも大事になってきます。

――検査結果が出たら、どんな治療を？

検査結果にもよりますが、まずほとんどのお子さんに見られる炎症と脱水対策をします。また、ある程度食事環境、腸内環境が整ったら、カンジダという腸などに巣食うカビの除菌に取りかかることが多いですね。発達障害のお子さんは、カンジダ菌がはびこり、それが原因で重金属などを抱え込んでいたり、栄養を横取りされたり、色々な神経症状や免疫の混乱が起きていることが多いのです。除菌にはハーブ（薬効のある香草）を使います。いろんな種類があるので、その子に合いそうなハーブ剤を組み合わせます。

また、発達障害の子どもは一般的に解毒力が弱く、臓器に負担がかかっていることが多いので、肝臓とか腎臓とかを庇護してあげるサプリメント、解毒力に必要なエネルギーを確保するために、細胞内のミトコンドリアの機能をサポートするサプリメントなども処方します。

そこまでできたら、必要な栄養素も補います。メチレーションなどの代謝（体内の種々の化学反応）の回路がしっかり回るような形で、ビタミンやミネラル類のサプリを用意していきます。

このようにして体の状態が整ってきたら、次に自然キレーション（毒物排出）を考えます。体内に溜まっている重金属や農薬などが発達障害の原因の一つになっていることも多いからです。とは言っても、重金属類は便から七～八割が排出されるといわれているので、その排出経路をまずつくる。そのために、腸を元気にすることが大事です。

その上で、キレーションは年に二回ぐらいの間隔で数回実施していきます。キレート力の強い点滴や内服の薬剤は使わず、穏やかな作用の安全な自然系のキレート剤を使うのです。クロレラ、ケイ素、グルタチオン、αリポ酸などから選び、いくつかを組み合わせる場合もあります。一回では排出できなかったり、途中で溜まったりしますから、何回か繰り返します。

ここまで話してきましたが、どの子にも全ての項目を実施するわけではありません。実は、最初の食事指導とカンジダの除菌だけで良くなる子もいます。食事だけで良くなる子、腸の環境を整えるだけで良くなる子だっています。それだけ腸内環境はとても大事なのです。腸脳相関といって、腸の環境が脳も〝支配〟するのです。一方で、サプリメントの効果で劇的に症状が改善するケース、キレーションによって改善するケースも、もちろんあります。だから、それぞれ様子を見ながら、治療を進めていくのです。

――食事・栄養療法がうまくいかないケースは？

びっくりするほど良くなったケースがある一方で、うまくいかなかったケースもあります。それぞれ、どこが違うのか、私の力不足もあるでしょうが、家庭環境や生活環境や遺伝子的な問題などが絡んでいるのかな、とは思います。例えば、生活習慣病でも、酒、タバコを長年続けて病気になる人もいれば、健康を保っている人もいますよね。それと同じように、何か遺伝子的な背景もあるのだと思います。でも、食事・栄養療法について、一定の効果があるのは確かで、チャレンジをする意味は間違いなくあると思います。

――治療の目標は?

実は、お母さんに治療の最終目標、つまりゴールを、あえて聞くことにしています。症状が比較的軽いお子さんの場合は、普通学級に行けるように、ということが多いですね。でも、重度の症状の子の場合は、「夜さえ、静かに寝てくれるようになれば」「暴れることがないようになれば」「少しでも、しゃべれるようになってほしい」など様々です。

目標を持てば、家族や本人の励みになりますし、実際問題として治療にはお金がかかりますから、ご家族の覚悟と判断も必要なのです。「うちの子は、これから一生、サプリを飲み続けないといけませんか?」と聞くお母さんもいます。私は「最小限のサプリの服用は続くかもわからないけれど、将来、お子さんが食事などを自分でしっかり管理できれば、その必要は無くなるかもしれませんよ。私も、そのことをお子さんに教育していきますから、安心してくださいね」と答えるようにしています。ただ、発達障害の症状のレベルにもよりますが。

いつまでも親が一緒にいるわけではありません。例えば、お子さんが友達と一緒に食事する際に、小麦の料理を食べてしまうとしますね。自分でわかって、その後の体調悪化も体験し、その後は、小麦抜きの食事にちゃんと戻す。普通学級に行った子の中には、そんな経験をした子もいます。本人に自覚があって、食事を自分で管理できるようになっているのです。

――向精神薬はどうしていますか？

私は、向精神薬の処方については関わっていません。発達障害のお子さんは、私のところに来る前に児童精神科などの主治医がいて、薬剤を処方していることもよくあります。そのお子さんの症状が落ち着いてきたら、お母さんに言って、主治医の先生に薬を減らしてもらい、あるいは薬を完全に止めたケースもあります。主治医の方にお任せするしかないですね。

そのあたりのことは、お母さんから報告を受けるんですが、中には、私のところで食事・栄養療法をしていることを、主治医に遠慮してなのか、「よう言わへん」という人もいます。お子さんが元気になってくると、主治医には相談しないで薬剤を減らす人もいます。その場合は、良くなっているのだから、精神科の先生に言ってもらうように勧めています。精神科、児童精神科の医師との関係は、なかなか難しい場合もあります。

――医師になったきっかけは？

クリニックのホームページにも書いていますが、私は三歳の時に風邪から髄膜炎にかかりました。緊急入院の末、命の保証はないと告げられたのですが、奇跡的に後遺症もなく、回復しました。その時の恐怖感と母親の愛情が詰まったリンゴジュースの記憶がおぼろげに脳裏に残っています。

両親が、献身的に治療してくれた医師の話をしてくれて、私もいつの間にか、小児科の医師になりたいと思うようになったのです。救われた命、ヒトを救うという使命があるのではと思うようになったのです。小児科医を目指し、私の命を救っ

春名 令子 医師

てくれた関西医科大に在学中は、大学病院で長期入院している子どもたちに勉強を教えるボランティア活動もしました。子どもたちに少しでも元気をつけてあげたかったから。

――発達障害児を診ることになったきっかけは？

念願の小児科医になって、研修病院では多くの子どもたちの治療にあたりました。その後、結婚し、三人の子をもうけたのですが、三番目に生まれた次男が一歳を過ぎた頃、かなり酷いアトピー性皮膚炎になりました。皮膚がずるずる状態で、医者から全身にステロイド塗布を指示されました。でも、こんな小さな子に全身ステロイドを塗るなんてできないと直感で思ったんです。皮膚に症状が出ているのは体から出さないといけないものがあるんだと思ったのです。それに蓋をしてはいけない。

そんな思いで、いろいろ自分で調べて、自宅に温泉水を運んで、毎日数回ずつ温泉に入る、温泉療法をしました。体の代謝を高めて治す療法です。次男の全身から毎日浸出液もすごく出てきました。服を着替えさせる間もなかったので、タオルを巻いて何回も取り替えました。

毎日が地獄のような日々でしたが、私はいつも子どもたちに笑顔で接しました。約一年半して皮膚にきれいな部分が出てきました。それからは毎日薄皮を剥ぐようにどんどん良くなり、約二年後には、すっかり良くなったのです。今でも、次男の皮膚は、家族で一番スベスベしています。自然治癒力のすごさに感銘を受けました。

治療の途中、次男はひどい湿疹のため周りから痛い視線も浴びてきました。でも、私は隠すことはしなかった。外側が汚くても、中身はかわいい元気な男の子なので、いろんなところへ連れて行き、子どもらしい生活をさせました。見たけりゃ勝手に見ろ、そのうちきれいになるんだからと心の中で思っていました。「わあ、きたなあ」と囃し立てる子どもがいたけど、その度に、その子たちを叱り、次男にはのびのびと堂々と他の子どもたちと遊ばせました。

次男が「自分は汚いから、外で遊ばれへんのや」とは絶対に思わないようにと努めていました。お陰様で次男に当時のことを聞いても覚えていないみたいです。母親の苦労も覚えていないようですが、それでいいのです。病名は違いますが、発達障害のお子さんへの思いと同じです。自分の子がどう育ってほしいのか。家族の方々には、お子さんの方に目を向けてほしいのです。

人間の持つ自然治癒力に感銘した私は、考え方を変えて、漢方を勉強して、その専門医になりました。大阪のクリニックでも漢方外来を中心にしていますが、恩師の先生の依頼で、今も尼崎市内の病院の漢方外来で週一回ですけど、診察を受け持っています。ただ、漢方だけでは限界もあり、オーソモレキュラーに出会ったことで、発達障害も治療対象に入れるようになりました。

――オーソモレキュラーの医学理論の魅力は？

漢方医として診た患者さんの中で、一番多かったのはアレルギー、特にアトピー性皮膚炎の人たちでした。でも、それだけでなく、他の病院では良くならない様々な症状を抱えた人たちが、最後に私のところにやってくるようになってきました。副腎疲労症候群とか発達障害、うつ病や統合失調症の人たちも診るようになりました。

そうした患者さんたちの中には、漢方だけでは良くならなかった人もいます。漢方は、体内の「流れ」「めぐり」をよくする治療といえますが、その人の元々の体の土台をなんとかしなければ、漢方の効果には限界があるというか、良くならない人がいます。

どうすればいいのか、と思案している時に、オーソモレキュラーという医学理論の存在を知りました。今から二十年くらい前のことだったと思います。心身の状態を、細胞レベルで治していく。そのために細胞の栄養状態を考えるというところに、すごく魅力を感じました。

そしてオーソモレキュラーに基づく治療を始めたのですが、最初のころ、治る人もいたけれど、治らない人もおられて、さらに調べて、栄養を外から入れるだけではダメで、その栄養をちゃんと消化吸収できるような体にしなければいけない、歯を含めた口腔内の環境を診なくてはならない、と気付いたのです。消化吸収は漢方では考えていたし、舌診として舌もみていたけれど、口腔内全体を診ていなかった。もっと別の次元で胃腸を診て修復する必要がわかったのです。消化酵素や整腸作用のある食事などを真剣に考えるようになりました。そうすると、治療効果がすごく上がるようになったのです。

――それで、発達障害児の治療にたどり着いたんですね。

私が発達障害の子どもたちの治療に本格的に取り組み始めたのは、五年ほど前からです。オーソモレキュラーをめぐる海外の情報に目を向けるようになって、食事・栄養療法や除菌、体内に蓄積された重金属の除去などによって、発達障害を改善できることがはっきりわかったためです。海外では、血液検査を必ずするというわけではなく、尿検査、毛髪検査、便の総合機能検査などに力を入れていることも知りました。もちろん、食事も極めて重要です。発達障害を治療する「武器」をたくさん手に入れた私は、主人と一緒に営んでいるクリニックのホームページに「発達障害の治療」と明記することにしました。

ホームページでは、「バイオメディカルによる治療」と表現していますが、これはオーソモレキュラー、生化学療法と同じ意味合いです。「バイオ」と書くことで、ネット検索で見つけてくれる可能性を増やそうと思っての工夫です。現在、クリニックの一般外来は主人が担当し、私は漢方外来を中心として、一部は自費治療で発達障害の子どもたちを診ています。

阪神淡路大震災の時に生まれた私の長男の話もしておきます。中学生になった頃、長男はひどい腹痛に悩まされました。急性の感じでもないし、漢方を処方しても良くなりません。クローン病や潰瘍性大腸炎も疑って、大腸ファイバーによる検査もしたけれど、原因はわからなかった。しかし、便の総合機能検査では、かなりの炎症反応、免疫過剰が出ていました。

それで、私が考えたのは、私が妊娠中、阪神淡路大震災の混乱の中で、大阪の実家に避難し、そこでのストレスで破水したことです。おそらく、長男も胎内でストレスがかかっていたのでしょう。胎便のまざった羊水とともに破水したのです。生命の危機を感じたのか、破水してわずか二時間足らずで長男は生まれてきました。その時、感染予防のために抗生剤が投与されました。ひょっとして、この抗生剤が腸の環境を悪化させ、腹痛の原因になっているかもしれない。そう思い、炎症の原因の可能性がある小麦と乳製品の除去食を家族全員で始めました。すると、長男の腹痛が治ったのです。食材が腸に炎症を与えていたんです。感染症などで赤ちゃんが抗生剤を投与されるケースがありますが、腸が脳に影響を与える可能性があることは知っておいた方がいいかもしれません。もちろん、やむを得ない場合は必要ですが、あとのケアが大事かと思います。

春名 令子 医師

――発達障害児の治療を保険診療で診ないで、自由診療にした理由は？

発達障害の子どもを保険診療で診ないということではありません。バイオメディカル（オーソモレキュラー）で診ていく場合は自費診療ということです。保険で漢方などで診ている子どももいます。

私の目からすると、発達障害の子どもたちの治療を考える場合、精神科の先生たちが「大きな壁」になっているように思います。もちろん、集中力が出たり、良い面が出ることもあるのだと思いますが、皆保険制度に守られ、少し間違えれば、患者さんたちを薬漬けの状態にしているようなこともあります。薬依存の状態になっている発達障害の子どもたちもいます。医師も患者も教育者も薬に頼り過ぎないように、カウンセリング療法や精神療法などを充実していただく。それが実現できたら、どんなによいでしょう。

――これから、どんな医療を目指すか？

発達障害のお子さんと家族を救うために、もっと勉強を重ねたい。発達障害の子どもたちの障害の程度などを判定する「発達検査」も自分でできるようになりたいと思っています。漢方薬やサプリメントだけではなく、バイオレゾナンス（波動療法）やホメオパシー、内臓などを元気にする「整体」も勉強しています。ちゃんと習得できたら、子どもたちやお母さんたちにやってもらいたい。様々なアプローチを広く身につけたいのです。

また、腸内環境の改善策の一つとして腸内フローラ移植、つまり便移植も取り入れています。移植された健康な人の便は、受入側の腸内細菌の助っ人となり、良い腸内環境の土台作りに役立つのです。

お子さんが発達障害と診断されても、ご家族の方たちに「できること」がたくさんあります。それを広く知らせるために、私は13か所の保育園の嘱託医を引き受けています。一人でもわかってくれるお母さんを見つけ、「できること」を伝えていきたいのです。まだまだ、給食を一つとっても食事改善の壁は厚いですが、地道に伝えていきたいと思います。

また、医療機関と提携した幼稚園や放課後等デイサービスが各地にできたら素晴らしいと思います。発達障害の子どもたちとご家族を励ますために、力の及ぶ限り、良いと思うことはなんでもしていきたいと思います。

【春名令子医師による症例報告】

（対象者　その1）

男児　小学低学年

（診察時期）

数年前（初診時には幼稚園児）

（初診時の症状）

・言葉は発するが、周囲とコミュニケーションを取れない。
・頻繁に癇癪を起こす。
・比較的おとなしい。
・担当者から「このままでは、小学校で支援学級に」と言われていた。
・ＡＳＤ（自閉スペクトラム症）との診断。

（この症例を選んだ理由）

・生化学的な療法（食事・栄養療法）で症状が改善し、普通学級に進学した例として。

（治療計画・実施内容）

・食事療法（小麦除去食、乳製品除去食、糖質制限、化学調味料もやめる）。
・カンジダ菌を数種の薬草を組み合わせたハーブ剤で除菌。
・サプリメント（ビタミン類、ミネラル類など）を工夫して投与。

・キレーションも年二回ずつ実施。

（結果と考察）

・約3年間の治療で、少しずつ症状が改善した。
・友だちが徐々にできるようになった（コミュニケーションの力がついた）。
・癇癪を起こすことも次第に少なくなった。
・小学校進学時には普通学級へ。
・現在、行動などに問題はない。
・発達障害の治療では、焦らず、じっくり取り組むことの重要さが分かった。

（対象者　その2）

男児。小学校低学年。

（診察時期）

数年前（初診時は小学校低学年）。

（初診時の症状）

・言葉をまったく発しない。
・じっとしていられず、歩き回る。
・興奮して、周囲の人に噛みつくこともあった。
・ＡＳＤ（自閉スペクトラム症）が主症状。ＡＤＨＤ（注意欠如・多動性障害）も。

(この症例を選んだ理由)

・除菌で腸環境を整えただけで、症状が顕著に改善した例として。

(治療計画・実施内容)

・カンジダ菌をハーブ剤で除菌。

(治療経過)

・カンジダ菌を除菌後、症状が落ち着いた。
・ところが、胃腸風邪にかかった際、抗生剤を使用。その後、再び衝動性が出て、興奮すると噛みつく行為も始まった。
・腸の状態が悪化していたため、カンジダ除菌を一からやり直した。
・その結果、症状は落ち着いた。
・最近、言葉が出始めた。片言だが、必要な意思表示ができるようになった。

(結果についての考察)

・発達障害の症状改善にとって、腸の環境整備がいかに大切かが分かった。

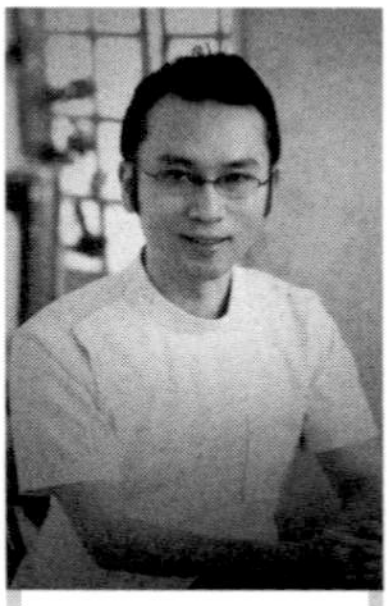

池田 勝紀 医師

東京都港区高輪三-六-二三
アイデス・クリニック

東京都港区高輪三丁目。ＪＲ品川駅から歩いて一五分ほどの静かな住宅街にあるマンションの一階に、発達支援外来「アイデス・クリニック」はあった。「アイデス（ＩＤＳＳ）」とは、池田医師が目指す「統合的発達サポートシステム」の英語表記という。入り口は二つに分かれていて、左側がクリニック、右側は「キッズプレイス　たかなわだい」と書かれた児童発達支援・放課後等デイサービスの施設となっている。デイサービス施設は昼間、子どもたちの元気な声が絶えない。池田医師には発達障害児の治療をめぐる取材で何度もお会いしているが、改めてインタビューの時間を作っていただいた。

——発達障害児の治療に取り組むことになった経緯は？

七年ほど前、私の長男が知的障害を伴う広汎性発達障害の疑いがあることが分かりました。生まれた時から、非常に敏感な子どもでしたが、二歳の段階で、言葉が出てこない、常に落ち着かない、人の話が聞けない、などの症状があり、発達専門の医師に診察してもらった結果、広汎性発達障害の疑いと診断されたのです。日本では当時、障害に合わせた療育と薬物療法がメインの治療法でしたが、それ以外の治療法のヒントを求めて米国フロリダ州で開催された米国先端医療学会（通称、ACAM）のカンファレンスに出席し、そこで発達障害に対する生化学的な治療法の存在を知りました。この生化学的治療法は、食事・栄養療法やそれ以外の様々な治療を組み合わせて行うものです。

ACAMのスタッフから、この生化学的療法を日本で実践している千葉のマリヤ・クリニックの柏崎良子医師のことを教えてもらったので、帰国してすぐに柏崎医師のところへ長男を連れて行き、柏崎医師の指導のもとで、この治療法を始めたことが契機になりました。

マリヤ・クリニックでは、生化学的治療を行う前に問診と診察、そして生化学的な問題点を見つけるために、様々な検査を行いました。長男は、尿中有機酸検査の結果からは、腸内環境の悪化や、エネルギー代謝機能異常の疑い、神経伝達物質不均衡の可能性が判明。血液検査からは、軽度の貧血や、コレステロールの低値、フェリチン不足や亜鉛不足、小麦グルテンへの遅延型アレルギーがわかりました。また､尿ペプチド検査からは､リーキーガット症候群を疑わせる、乳ペプチド分子の腸管からの血液流入があること、毛髪ミネラル検査では、カドミウムの中等度の蓄積があることがわかりました。

検査結果に基づき、食事療法として血糖値の安定化を目指した補食（おやつ）を導入、カゼインフリー（乳製品除去）とグルテンフリー（小麦除去）の徹底、ビタミン類のサプリメントによる栄養療法と整腸剤を使用した腸内環境の整備などに取り組みました。もちろん、療育施設での療育は同時に行っていました。

池田 勝紀 医師

三か月ほど経つと、長男の行動に変化が現れ始めました。約二年を経る頃には、かなり改善してきました。それまで、発達障害児のための療育センターに通わせていたのですが、今後の言語能力やコミュニケーション能力等の向上目的のため年中組に上る際に、近所の認可保育園に入れたのです。そこで、保育園の先生方の温かい教育のもとで、楽しい集団生活を送れるようになっていきました。

長男が四歳の時の春先に、急激にコミュニケーション能力が向上しました。何か変わったことはなかったかと、食事内容やサプリメントや生活環境等を再確認したところ、同時期に始めたサプリメントの成分の中に、抗酸化作用を持つ栄養素が含まれており、その栄養素がキレート（金属排出）作用を持っていたことがわかりました。長男が保育園に通園を開始したのと同時期に、大森隆史医師のいたクリニックで妻が看護師として働いており、大森医師からもその栄養素の重要性をご教示いただきました。

この結果をもとにして、長男の治療にキレーションが加わりました。その後行った毛髪ミネラル検査の結果からも、毛髪中の水銀の排出が促進していることがデータとしても証明されています。これらの様々な生化学的治療や療育を経て、長男は今、地元の小学校の普通学級に通っています。

長男の症状の改善から、私の得た経験やノウハウを自分だけで死蔵してはいけないと思い、二〇一五年の一二月から「発達支援外来」を恵比寿の満尾クリニックで始めさせていただきました。そこから、いろいろお子さんの治療をしていくうちに、教育も不可欠だと考えて、昨年、クリニックと子どもたちを預かる「児童発達支援・放課後等デイサービス　キッズプレイスたかなわだい」を立ち上げ、現在のクリニックでの治療とともに施設運営に携わっています。

――「発達障害の専門外来」を立ち上げた経緯を、もう少し詳しくお聞きしたい。

私はもともと、普段は救急センターで働きながら、満尾クリニックで、キレーション療法を主軸としたアンチエイジング、つまり抗老化医療の診療に携わっていました。私は、この抗老化医療を通して、満尾医師からサプリメントを用いた栄養療法や有害重金属を排泄するキレーション療法など、現在の発達障害の治療につながる基盤をご教示いただきました。長男の治療経験を通して発達障害の子どもたちへ、自分の経験やノウハウを活かした発達支援外来を始めようと考えていた時に、大変ありがたいことに院長の満尾医師から、毎週木曜日に発達障害支援外来をしてもいいというお言葉をいただき、発達支援外来を二〇一五年十二月に始めたのです。

二〇一八年に現在地で独立する形で、発達障害の専門外来を始めましたが、専門外来と言っても、発達障害のお子さんだけでなく、その家族も診ています。発達障害の治療というのは、その子どもだけの問題ではなくて、家族の方たちの健康管理も大事なんです。家族全体を診て、ご家族の皆さんに希望を与えられるような外来を目指しています。

――発達障害の発症原因をどう考えているか？

発達障害は基本的に、遺伝的な原因と環境的な原因が複雑に絡み合って発症する多因子遺伝疾患であると考えています。遺伝的な原因も環境的な原因も一つだけではなく、それらが複雑に絡んでいます。このような疾患が発症する仕組みは、生活習慣病といわれる高血圧や二型糖尿病が起きる仕組みと同様です。

それで、具体的な病態としては発達障害はシナプス疾患と私は捉えています。シナプスというのは、脳内などの神経細胞と神経細胞のつなぎ目、接触部分のことを指しています。脳内のシナプスの間の伝達がうまくいかなかったり、シナプスの形成がうまくいかなかったりすることによって、脳の発達とか働きの一部が悪くなり、結果的に、発達障害特有の症状が現れてくるのです。このことも、科学的なファクトだと考えています。

——しかし、その認識は広がっていない。

多分、以前には厚生労働省のホームページなどで、発達障害は生まれつきのもので、原因はわかっていないということが書かれていたからですね。

——環境的な要因については、どんなものを考えているか？

これまでの私自身の治療体験や様々な論文からの考察を踏まえ、環境的な要因としては以下のことを想定しています。

まず、腸内環境の悪化、次に農薬や重金属など有害物質の蓄積、栄養不足、妊娠中の母体環境のトラブル、内分泌異常（血糖値等を含む）、その他の原因などです。

——どんな治療が効果を上げているのか？

基本的に、ある特定の治療法が特段に効果があるという訳ではありません。遺伝的要因も環境的な原因も一つではないように、いろいろな治療を統合的に行うことによって、最上の効果が現れます。必要があれば、小麦除去食や乳製品除去食、血糖値の安定化を目的とした食事療法、ビタミン類のサプリメントを投与する栄養療法、整腸剤等も使った腸内環境の改善、有害重金属などを排出するサプリメントを使ったキレーション療法。それぞれの療法が互いに補完し合いながら脳の機能を改善していくのです。

ですから、私のクリニックの治療では、食事療法も、栄養療法も、腸内環境改善も、キレーション療法も、すべてが重要なのです。どれ一つが欠けても、治療効果は最善を得られないと考えています。もちろん、それぞれのお子さんの状況に合わせ、これらの療法の調整を行います。こうした治療に加え、それぞれの子に合った適切な療育、教育を施すことで、症状が改善していくのだと思います。

――症状改善には教育も大事とのことだが、具体的には。

看護師の妻と協力して二〇一八年六月に、発達障害の子どもたちを主な対象とする、全国初の食事・栄養療法を取り入れた「児童発達支援・放課後等デイサービス　キッズプレイスたかなわだい」を開設しました。毎日、オーガニック食材を用いたグルテンフリー、カゼインフリーの補食(おやつ)を用意し、子どもたちに提供しています。今後は、お母さんたちを対象に料理教室なども定期的に催して、家庭でも自然に食事療法を実践できるようにしたいと考えております。その上で、子どもたちの状態に合わせた教育、療育を行っています。

その子のその時点での理解力に合わせた情報の伝え方が大事です。まだ言葉が理解できない子だったら、絵カードとかジェスチャーで教え、伝える。言葉が理解できるようになったら、言葉で伝える。しかも、その子がちゃんと理解できる言葉で伝える。

学習の支援に関しても、ある程度、学力が伸びてくれば、その子に合った適切な学習をさせてい

池田 勝紀 医師

くことが必要です。なんの学習もしていなければ、学力は伸びていきません。子どもたちを見ていると、基本的な知識がないことで、ただ反応できていないということもありますから、知識をどう与えるかも大事です。その子に合った教え方、その子の状況を見ながら、最適な情報と学習を常に与えていくことが大切なのです。

子どもたちに人気のレゴはすごくいいですよ。「レゴ・エデュケーション」のプログラムは、脳の発達にとって大変効果があると感じています。レゴのブロックの組み立て遊びは、やり方によっては、創造性や集中力、コミュニケーション力、探究心などを養えると考えています。私は、子どもたちを単に預かるのではなく、子どもたちの可能性を広げたいと考えているのです。脳機能開発のための運動プログラムと言われているライフキネティックもとても有効であると考えます。運動機能と認知機能の向上が見られます。

――児童発達支援・放課後等デイサービスを立ち上げた経緯は?

最初、クリニックとデイサービスを同時に始めようと思ったのですが、結果的にはデイサービスがまずできて、半年遅れでクリニックができました。なぜ、両方を作ったのかと言いますと、基本的に、発達障害の治療は、医療的な支援だけだと不十分で、教育的な支援も重要だと思ったからです。

生化学的治療などによって改善した脳の働きを生かすためには、その子に合わせた適切な個別の療育が必要です。以前は、そうした教育、療育は他の施設などにお願いをしていたのですが、こちらの意図が思うように伝わらないことがありました。そのために、自分たちでクリニックと同時に療育の場所を作り、自分たちが考える教育、療育をしようと思いました。デイサービスがオープンしたのは二〇一八年七月です。子どもたちの個別の状況に合わせた運動や、学習を含めた療育をしているので、ご家族はお子さんの変化に喜んでいるとの声を聞いています。

私たちのところでは、クリニックにだけ通っているグループ、クリニックで治療しつつデイサービスにも通っているグループ、デイサービスにだけ通っているグループがあります。

遠方にお住まいの方などで、クリニックのみ通院している方は、食事・栄養療法などの生化学的治療や生活に基づいた指導で治療効果は上がっています。デイサービスだけのグループは、検査やサプリメントの投与などはできませんが、グルテンフリー、カゼインフリー、そして脳の発達によい栄養が詰まった補食（おやつ）を出し、普段の食事の指導もしながら、その子に合わせた教育、療育もしており、お子さんたちは様々な成長を見せています。

しかし、最も効果が上がっているのは、クリニックでの治療とデイサービスでの療育を同時に受けているグループです。デイサービスでは、子どもたちの日々の活動などの様子を把握し、その情報がクリニックの私のところにフィードバックされ、蓄積されています。そのデータに基づいて、より適切な治療を決めることができ、相乗効果によって症状が顕著に改善されていくのです。

――治療効果が上がりにくい例は？

治療を開始する年齢が遅くなると、脳の発達の状態から考えて、効果は低くなります。だいたい何歳とはなかなか言いにくいですが、脳の発達から考えると、六歳未満、七歳を超えてしまうと、六歳以下よりも伸びしろは小さくなります。でも、中高生になっても、著しい症状改善を見せる子もいます。諦める必要はありません。とはいえ、一般的に言えば、そのお子さんが小さければ、小さ

池田 勝紀 医師

いほどいいと思います。

それと、先ほども話したように、こちらが提案した治療をうまく行えない場合ですね。例えば、様々な理由で食事療法がうまくいかない場合や、処方した栄養サプリメントをなかなか飲めない子の場合、どうしても治療効果が現れにくくなるのです。

——日本で発達障害児が薬漬けになっていること、また療育重視の現状をどう思われるか。

薬漬けに関して、私は答えられる立場ではありません。なぜなら、私は薬物療法を主たる治療法としておらず、正確なデータを持っていないからです。基本的に食事・栄養療法の生化学的治療をメインに行っているので、踏み込んだ発言は控えさせていただきます。

療育重視の現状ですが、うちの施設でも療育を当然のことながら重視しています。療育は必須です。問題は、個別に子どもたちの状況に合わせた療育ができていないことなのです。その原因は、資金が足りない、人手不足、ノウハウがない、そもそも情熱がないなどいろいろあります。

個別のお子さんの状況を分析して、きめ細かく療育を行う。そうした高いクオリティーの療育を実施するには、制度的な問題、金銭的な問題が大きく立ちはだかっているのだと思います。

近年、放課後等デイサービスなどの療育施設は制度基準が厳しくなった上に、報酬基準が引き下げられて、クオリティーの高い療育を行うことが難しくなってきています。それに、症状などが改善されたケースに対しての報酬はありません。正直に言うと、これも問題です。もし、これらの制度的な問題がクリアできれば、個別の療育のクオリティーは改善されると思います。生化学的な食事・栄養療法を前提とするデイサービス施設もクリニックもほとんどありませんが、今後このような施設が増えていくことが期待されます。

――学校現場の状況はどうか？　学校では遅延型アレルギーの存在自体が認められないと聞いています。

ご指摘のように、学校現場では、じわじわと症状が出る遅延型アレルギーは認められておらず、遅延型アレルギーを理由に給食から小麦などを抜くように依頼しても、なかなか聞き入れていただけません。これは現時点では、仕方のないことだと考えています。なぜなら、日本国内では、未だ遅延型アレルギーに関しては正当な評価がなされていないからです。しかし、考えてみれば、今は敏感に対応していただける、牛乳や卵などの即時型アレルギー、死ぬケースもあるアナフィラキシーショック症状について、六〇年ほど前までは全く顧みられず、対応が遅れていました。それと似ていると思います。

私自身は、ＩｇＧアレルギー、つまり遅延型アレルギーの問題よりもリーキーガット症候群の方を問題視していますが、リーキーガットへの対応でも小麦などの除去食が必要となります。こうした必要性が、いずれ、認められる日が来ると思います。情報の拡散と、社会の変化のスピードが速くなっていることを考えると、それほど時間がかからないのではないか、とさえ思っています。しかし、残念なことに、学校で除去食の対応ができない場合は、親御さんたちがお弁当をつくって対応するケースもよくあります。事態の改善を期待しています。

学校の先生方も現行制度の中で、子どもたちの安全のために、最大限の努力をされている。そのことは間違いありません。だから、遅延型アレルギーのように新しい考え方を取り入れるというの

池田 勝紀 医師

は、先生方にとっては子どもへのリスクを伴う、ひょっとして危険なことかもしれないと考えてしまう。先生方が安全であることを吟味するためには、データと時間が必要になってきます。こちらとしても、データを提供して、時間的にも待つ姿勢が大事だと思います。学校の先生方をいたずらに批判することは避けたいと思います。

――二〇一九年三月、米国のネット通販大手・アマゾンが、発達障害の子どもに水銀中毒の解毒剤を服用させる「キレーション療法」を親たちに勧める書籍の取り扱いを中止した、というニュースが流れた。「エセ治療による被害を防ぐため」として、この解毒剤には発達障害の子どもたちへの効果が確認されず、副作用も出ている、との指摘もあったようだ。どう考えたらいいのか。

私は、正しい判断だと思います。どんな治療でも副作用が発生する可能性はあります。何も考えずに、キレーションドクターでもない、従ってトレーニングを受けた医師ですらない人が、キレーション療法は効果があると聞き及んでどんどんやれというのは、非常に危険なことだと私は考えます。きちんと専門的なトレーニングを受けたキレーションドクターが実施するキレーション療法では、重篤な有害事象はまず起きません。私もキレーション療法に関する副作用の論文は読んでいますが、単純に薬剤の選択と使用方法を誤ったケースで、専門的知識がある医師がやれば防ぎ得たケースでした。

キレーション療法の内容を知らない方が適当にキレーション療法をすれば、何らかの有害事象が起きる可能性はあると思います。中途半端な間違った知識で、一般の人たちを騙すリスクが高いんだったら、それは避けるべきです。ですから、私が医療者の視点で考えると、アマゾンのやり方は正しい。書籍の取り扱いのシャットダウンは正しいと考えます。

たとえアマゾンが取り扱わなくても、他のサイトから問題の書籍は購入できるでしょうし、日本でも様々な情報がネットを通して拡散しています。そのため、正しい情報を広めていくことはとても大切だと思います。現状の被害者を最小限にする目的としては、アマゾンの姿勢は正しいと言わざるを得ません。

また私も、様々なエセ治療による被害を防ぐために正しい情報発信を行っていこうと考えております。

――ブログによる発信を始めた経緯。社会に訴えている内容は？

二〇一六年か二〇一七年から始めたと思います。当時も、発達障害の生化学的な治療に関するインターネットのサイトはあったんです。ただ、その情報が古かったり、その子にとっては良かったかもしれないけれど、他の子には良くなかったり、危うくて誤った情報をいくつも見受けました。

その延長線上で、栄養サプリメントの業者の人たちが、検査とサプリメントをセットにして、通信販売をしていました。それもかなり高額なものでした。検査をしてサプリメントを郵送するだけ。それでは、本当の意味での治療にならないですよね。それどころか、高いお金をかけて治療を始めたのに、アフターケアがなくて、途中で挫折する親御さんもたくさんいたと聞いたのです。これでは、ご家族を失望させるだけです。発達障害のお子さんとご家族の方々が希望を持てるように、正しい情報を発信しようと心に決めて、ブログ発信を始めたのです。

――池田医師のブログを拝見したが、専門性を厳密に守りつつ、広く情報を伝えたい。そんな思いが伝わるサイトだという印象でした。

そう評価をいただければ、嬉しいですね。長男の治療経過や海外の学術論文などもブログに掲載しています。本も書きたかったのですが、当時は、さほど大々的にはやっていないし、自分自身でまとめきれていないところもありました。それで、本よりもブログで、生化学療法について現在進行形で伝えようと思ったのです。

――食事・栄養療法はなぜ広がらないのか？

広がらない理由は、大きく言って二つあると私は思っています。まず生化学的治療は患者さんの個別の状況に合わせて調節する必要があるのです。薬剤みたいに何ミリ、何錠飲んでね、という形ではなくて、あなたは、この食事とこの食事、この栄養素とこの栄養素を飲んでね、という感じになるので、本質的に治療のエビデンス（科学的証明）を蓄積しにくい治療法なんです。

エビデンスを得るためには、ダブルブラインド（二重盲検試験）、RCT（ランダム化比較試験）によって研究を行う必要があります。これがエビデンスの一番高い研究デザインです。ですが、栄養療法に関してなら、なんとかある一定の投与量を決めてダブルブラインドのRCTを行うことは可能だと思いますが、そもそも食事療法に関しては、ダブルブラインドを行うことが困難です。そのため、研究デザインを構築することが難しい。そのためにエビデンスの蓄積が難しく、正しさを証明しにくい。なので、食事・栄養療法などの生化学的治療は効果判定が難しいために広がりにくいのです。

もう一つの理由は、日本は保険診療が普及しているので、医療を受けることに関しては、非常に低額で、もしくは障害者と認定されるケースなどでは無料で医療を受けられます。だけど、先ほど話したようにエビデンスの蓄積ができていないため、生化学的治療（食事・栄養療法）は保険適用がないのが現状です。ということは、これらの治療を受けるためには、ある程度のコストがかかってしまう。当然、小さなお子さんを抱えるご家庭は家計の負担が大きくなるために、治療に導入しにくいという問題があると思います。

できれば、せめて先進医療の枠組みの中で、補助金を使えるようになればいいなと思っています。もちろん、保険適用されることが一番です。しかし、そのためには、データの蓄積によって医療の現状を変えることが必要なので、そこは頑張って、出来るだけのことをしようと思っています。RCTや二重盲検はできないにしても、パイロットスタディとしてのデータの蓄積を、現在しているところです。このデータ蓄積が評価されれば、将来、国とか研究所でちょっと試しにエビデンス研究をやってみようか、ということになる。それを期待しています。

今は、研究データを蓄積するしかない。できることをまず始める。それが医学者として、科学者として当然の姿勢です。そこは外せない。その上で、将来的には多施設研究でのダブルブラインドテストのRCTの実現を考えています。その後、データの蓄積を元に論文を書こうと考えています。

——発達障害の子どもたち、ご家族の方々に一番伝えたいメッセージは？

発達障害のお子さんを持つご家族は、もちろん私もそうですが、いろんなことを諦めるとか、希望を失いやすいと思うんですね。でも、その中でも、いろんな選択肢があり、前よりも状況を改善できる方法があることを知っていただきたい。治療であれ、療育であれ、教育であれ、社会的支援であれ、前よりも状況を改善できる方法があるんです。そのことを広く伝え、できれば、診療を通して、希望を与えていきたいと思います。ちなみに私たちの社団法人とクリニックのミッションは、家族に希望を与えることなのです。

　もう一つ。うちのクリニックで必ずやっている三つの検査ですが、生化学的な治療では、尿中有機酸検査、尿ペプチド検査、毛髪ミネラル検査が極めて大事です。今は夢物語かもしれませんが、将来は、三歳児検診の際に、全てのお子さんにこれら三つの検査を実施する日が来てほしいと願っています。

　現在は、三歳児検診で、心身の発達をチェックしていますね。それに加えて三つの検査を実施すれば、生化学的に発達障害を起こすリスクが高い子を見つけることができます。それができれば、早期発見、早期治療にもつながります。

　イメージ的には、肝油ですね。昔は、子どもも家族も、あまり考えないで、小学校の教室で配られる肝油を食べていた。ビタミンDなどが豊富で、健康維持のためにやっていたわけです。将来的なビジョンとしては、三歳児で三つの検査をして、発達障害が早期発見された子どもたちに、肝油のような感じで栄養サプリを与え、食事療法を選択してもらう。これによって、発達障害の発症の程度を軽減したり、未然に防いだりできないか、と考えています。

　尿中有機酸検査では、腸内環境の状態、脳のある種の障害に関連があるとされる細胞のミトコンドリアの機能、栄養状態、脳の神経伝達物質のバランス、アミノ酸代謝の状態などがわかります。尿ペプチド検査は、リーキーガット症候群の有無がわかります。これによって、小麦除去食、乳製品除去食の必要の有無がわかります。毛髪ミネラル検査では、有害重金属が体内に蓄積されているかどうか、その具合を調べられます。

いずれも、検査時に痛みを伴わないので、侵襲性が少ない検査です。お子さんの痛みが少なく、ストレスが少ないにもかかわらず、得られる情報が非常に多いのです。この検査が三歳児検診で行なわれるようにするためには、検査の有用性についての科学的なデータの蓄積が重要です。この検査が社会で広く実施される時代には、食事・栄養療法が保険診療適用され、一般的な治療法になっていると思います。

発達障害は治らない。原因もわからない。そんな時代ではなくなりつつあることを、発達障害児やご家族の方々に伝えたいのです。

私たちのクリニックと児童発達支援・放課後等デイサービスが掲げている「ゴール」は、発達障害の子が、本人の才能を十分に発揮して、社会的に自立することです。そのために医療的な支援だけでなく、教育的支援、社会的な支援やテクノロジー的支援の全てを使って、ゴールに到達させたいと考えています。私たちが考えている理念であり、目標です。

どうすれば、このゴールに到達できるのか。そのために何ができるのか。常に考え、今できることをやり続ける毎日です。

【池田勝紀医師による症例報告】

（対象者）

男児　（初診時は10歳）

（診察時期）

2018年2月（初診時）

（初期の症状　発達障害の診断理由や程度など）

医療機関からは診断名はついていないが、知的障害との合併を疑うASD（自閉スペクトラム症）とみられる。知的能力と生活自立能力の低下があり、小学校の支援学級に通学中である。今後、中学校への進級に向けての知的能力と生活自立度の向上目的にて来院される。

《初診時所見を以下に列記》

E4V5M6（アイコンタクトができ、言葉は聞き取り可能、運動能力にも問題がない）＝E・V・Mは意識状態レベルの評価基準

身体的発達：問題なし。

知的発達：同年代と比較して全体的に低い。生活自立力も低い、

言語発達：言語によるコミュニケーションは可能だが、抽象的な概念を理解するのは苦手。助詞等の使い方が苦手。

コミュニケーション能力：他者とコミュニケーション可能であり、周囲とのトラブルは認めず。

学力：支援学級での授業のためか、小学生2年程度の学習しかしていない（年齢としては小学5年生）。書字も苦手。

社会性：集団行動は可能だが、言語による高度な指示の理解は苦手。

HEENT（頭部など）：眼瞼結膜　貧血なし　眼球結膜　黄染なし。
CHEST（胸部）：呼吸音　清　心音　整　雑音なし。
ABD（腹部）：軟　腸雑音通常　圧痛なし。
EXT（体幹・筋肉）：四肢体幹筋力問題なし、有意な脳神経系の異常は認めず。

初診時の印象としては、身体的な発達は問題なく、多動や衝動性等の困りごとはない。しかし、全体的に幼い印象を受け、コミュニケーションが苦手で大人しい印象を受ける。ご家族からのお話では、1人でプラモデル等を作ったり、ゲームで遊んだりしており、周囲とのトラブルも特にないとのこと、今後1人でバス移動や社会的に自立するスキルの向上も希望されていた。この時点では、明確な診断はつけていないが、知的障害を伴うASDの疑いとして生化学的治療を開始した。

（この症例を選んだ理由）

本症例は、知的障害の合併を疑うASDの一例であるが、生化学的治療と並行して、当クリニックの併設施設である「児童発達支援・放課後等デイサービス　キッズプレイスたかなわだい」での療育を行うことで、脳神経系の発達とともに学力の向上や社会的自立スキルの向上した一例である。発達障害の児童の社会的自立を可能にするためには、医学的支援の他に教育的支援は必須である。双方が補完し合うことの大切さを証明する一例として、読者にお伝えしたいと考えた。

（治療前の情報。家族の話などから）

・家族の話では、全体的におとなしい子どもで、手がかからなくて、親御さんの手を煩わせることは少なかった。1人でプラモデルを作ったり、ゲームをして遊んだりしていることが多かった。また、学習面では学校のほかに家庭教師による家庭学習を行っていたが、集中して学習を行うのが苦手であった。自分でバス等の交通機関を使用して移動するなどの社会的自立スキルはまだ得られていなかった。

（初診時の検査内容と検査結果）

前述の身体所見のほか、尿中有機酸検査、尿ペプチド検査、毛髪ミネラル検査を実施。

《尿中有機酸検査》

・酒石酸（アラビノース高値）
・メチルマロン酸高値（ビタミンB12不足）
・ピリドキシン酸低置（B6）（ビタミンB6不足傾向）
・2-ヒドロキシ酪酸低置（グルタチオン不足）

《尿ペプチド検査》

・カソモルフィン（牛乳）患者相対比2・26H（基準相対比率：＜0・56）

《毛髪ミネラル検査》

・水銀中等度蓄積（1・0μg／g）
・必須ミネラル不足傾向

上記の検査結果などから、脳の発達や機能に影響を与えている生化学的問題点について、左記のような所見を得た。

1、腸内環境が悪化している。
2、腸にリーキーガット症候群が見られる（乳製品の除去食が必要）。
3、栄養不足。ビタミンB12が不足、ビタミンB6が不足傾向にある。
4、グルタチオン（抗酸化物質）が不足。
5、有害重金属が蓄積している疑い（水銀中等度蓄積、必須ミネラル不足傾向）。

検査結果を踏まえ、短期的な治療目標を以下のように設定した。
1、公共交通機関を一人で利用できるようにする（社会的自立度向上）。
2、学力の向上（書字、計算等）。
3、コミュニケーション能力の向上。

初診の1か月後から以下の生化学的治療を開始した。
1、食事療法
2、栄養療法
3、腸内環境整備
4、キレーション療法
5、生活環境改善

《食事療法》
・生化学的検査結果に基づき、乳製品を除去した食事を指導。
・血糖値を安定化させるため、タンパク質中心の補食（おやつ）を指導。
・上記とともに、できるだけ添加物や農薬を含まないビタミン、ミネラル類の豊富な食材、良質なタンパク質や脂質（オメガ3脂肪酸など）を使うように指導。

《栄養療法》
以前から栄養サプリメントは内服していた。検査結果に基づき、マルチビタミン等のサプリメント、そのほか必要栄養素を補充するサプリメントを処方。

《腸内環境整備》

整腸剤を使用して、腸内環境を整えるようにした。

《キレーション療法》

キレート（排出）作用のあるサプリメントを使用して、重金属類の排出を促した。

《生活環境改善》

興奮を鎮め、熟睡を促すため、夜間のブルーライト暴露を避ける等の指導を行った。またスマホ、タブレット等にはブルーライトカットフィルムを貼ることをご家族に指導した。

上記の生化学的な治療に取り組み始めて3か月後、併設する放課後等デイサービス「キッズプレイスたかなわだい」での療育を開始した。当初は放課後に週1回であったが、現時点では週3回の療育を行っている。療育内容としては、食事療法の原理に基づいた、小麦と乳製品を除去した補食（おやつ）の提供と、脳の機能向上を促すために運動療育（ライフキネティック）、プレゼンテーション能力や創造性を向上させるためにレゴブロックによるレゴエデュケーションプログラムによる指導など。また、自立訓練やSST（Social Skill Training＝社会生活技能訓練）等も行っている。学習に関しては、家庭教師や学校等からの学習内容の確認とともに、個別の学習支援を行いつつ、学校等へも学力向上のための授業内容の要望を行っている。

〈時間を追っての治療の効果〉

・生化学的な治療を開始して3か月を経た頃から、集中力がついてきた。その後も、徐々に学習に集中できるようになってきた。

・治療開始1年2か月後から、公共交通機関を使用して、施設と家への移動が可能となった。社会的自立度が明らかに向上した。

・治療開始1年5ヶ月後、書字、計算等の能力に向上傾向が出てきた。

・コミュニケーション能力も向上している。今後もSST等の継続的な療育は必要と考えている。

・現在小学校5年生であり、今後の就学先（普通学級、支援学級のどちらを選ぶのか）について、児童の発達度合いを見て検討する予定。

（考察　この対象者の治療経緯への池田医師の評価）

《生化学的療法についての評価》

・対象の児童は、以前よりサプリメントを内服されていたため、栄養状態はある程度は充足していた。その上で、尿中有機酸検査等の生化学的検査を行うことで必要栄養素の補充を行うことができた。

・整腸剤を使用した腸内環境の改善は、脳の機能向上のためにもとても重要で、効果があった。

・尿ペプチド検査でリーキーガット症候群（乳製品）が認められており、乳製品除去食を指導したことも集中力向上等の脳機能改善に貢献したと考える。

・毛髪検査から水銀の蓄積が確認できたため、サプリメントによる有害重金属除去に取り組んだことも脳機能の改善に貢献している。

《教育的支援（療育的介入）についての評価》

・「キッズプレイスたかなわだい」での療育も同時に行うことができた事例で、当施設では栄養療法の理念に基づいた補食の提供や、脳機能向上目的にライフキネティック等を利用した運動療育、創造性やプレゼン能力向上を目的としてレゴエデュケーション等を児童に提供した。療育時の児童の行動などについてのリポートをクリニック側でもチェックし、診療にも役立てることができた。個別学習やSST（社会生活技能訓練）等などの提供も、児童の能力向上に貢献できている。

《まとめ》

生化学的治療によって、脳の発達や機能が向上した状態で、適切な療育指導することは非常に重要であることが確認できた。本事例においても、生化学的治療と教育的支援を同時並行して進めることができ、その効果がはっきり現れている。今後、生化学的治療と並行して療育が行える施設が各地に増えることを期待したい。

（治療内容についてのご家族の声）

《治療前とくらべて大きく変わったこと、治療をして良かったこと》

「学習に集中できるようになり、学力も明らかに向上しています。字を書く力が向上して、手紙を書けるようになったことも嬉しいです。1人で公共交通機関を利用することができるようになったのも、大きな収穫です。通っている「キッズプレイスたかなわだい」では、周囲の子どもたちの面倒をよく見ている、と言われます。人間的にも成長が見られるようになりました」

《ご家族が特に意識したこと、頑張ったこと》

「家庭で乳製品を除去した食事を作り、息子に食べさせることが最初は大変でした。でも、意識して頑張り、なんとか続けることができました。家族旅行の際は、どうしても外食になるので特に苦労しました。息子が1人で地下鉄やバスなどの公共交通機関を利用できるのか、心配しながら訓練を見守りました。社会的な自立への一歩を踏み出すことができたので安堵しています」

第三章

功刀浩医師による感想・評価と解説

東京都小平市
国立研究開発法人　国立精神・神経医療研究センター
神経研究所　疾病研究第三部　部長

前章で紹介した七人の医師たちは、それぞれの信念に基づき、食事・栄養・キレーション療法による発達障害児の治療に取り組んでいます。インタビュー内容からもわかるように、発達障害児への日本の医療の現状は薬物療法が中心であり、七人の医師たちはごく少数派です。

しかし、国立精神・神経医療研究センター（東京都小平市）の功刀浩医師は、七人の医師たちが発達障害児の栄養に着目して治療に取り組む姿勢を前向きに評価しています。功刀医師も、うつ病や統合失調症などの「心の病」と栄養の関係について長年研究を続けているからだと思います。

功刀医師は東京大学医学部を卒業以来、精神神経科の医師、研究者として豊富な実績があり、国立精神・神経医療研究センターでは統合失調症、うつ病などを対象とする「神経研究所　疾病研究第三部」の部長をされています。同センターは治療と研究の両面で日本の精神・神経科学界のシンクタンク的な存在であり、功刀医師は日本の精神・神経医学界のリーダーの一人です。

また、功刀医師は海外の精神科医療の実情にも通じており、『こころに効く精神栄養学』『うつ病の毎日ごはん』など一般向けのわかりやすい内容の著書も執筆されています。功刀医師に、心の病全般と栄養をめぐる問題についての最新の情報、および日本の医学界の現状について尋ねました。さらに、七人の医師たちへのインタビューの原稿と、発達障害への食事・栄養療法の効果を実証した米国の学術論文を功刀医師にあらかじめ読んでいただき、率直な感想と評価をお伺いしました。

――海外には精神疾患の栄養学的側面に注目した研究成果が蓄積され、医療現場でも実践されていると聞いています。海外ではどんな研究、どんな実践が始まっていますか？

より正確には、研究・実践が進んでいる国がある、ということですね。海外といってもいろいろな国がありますから、一概に海外は進んでいると言い切れません。私の知る限り、一番進んでいるのはオーストラリアだと思います。例えば、統合失調症という病気は思春期に発症するのですが、その前駆状態、つまり発症前の状態、発症しやすい状態になった時に、EPA（エイコサペンタエン酸）という栄養成分を投与すると、発症が抑えられる。そんな研究に取り組み、実証する論文が発表されています。EPAは青魚などから抽出される成分で、日本でも健康への効果があるとして話題になっていますよね。

オーストラリアでは、実証研究を経て、医療現場での実践も始まりつつあるようです。うつ病や双極性障害（躁うつ病）についても、患者さんにEPAや葉酸（ビタミンの一種）を投与する研究が進められています。これについても、治療効果、予防効果が実証できたとする信頼度の高い研究論文がいくつも出ています。

類似した研究はイギリスでも少しずつ進んでいます。米国やイスラエルでも取り組まれています。日本では精神疾患と栄養学を関連付けた分野の研究はほとんど手付かずです。残念ながら、そうした国も多いので、その意味では日本も平均的なレベルにあると見なせるかも知れません。

――功刀医師ご自身は、精神疾患への栄養学的な治療に取り組まれていますね。

そうですね。日本では、精神疾患への対処というと薬物療法が中心で、それに心理療法士やケースワーカーさんと組んで患者さんをケアしていくということになるのですが、私の診療では栄養士さんをパートナーにしています。栄養士さんと連携して、患者さんへの栄養指導に取り組んでいて、患者さんの栄養状態を調べ、特にビタミンやミネラルなど微量栄養素に注目し、不足している場合はそれらの栄養剤を投与しています。治療上の効果はあります。

あとは運動ですね。運動によって、ストレス低減という心理的な効果があるし、食べ過ぎなどによる肥満が解消されれば、これも治療上の効果が期待できます。私の研究室の患者さんに対して、そういう治療を実践しています。

このほか、研究段階としては、たくさんのことに取り組んでいます。私の研究室全体での取り組みということですが、たとえば、ケトン食療法、腸内細菌の活性化、緑茶の成分のテアニンの効果などについて、臨床研究を進めています。ケトン食療法は糖質制限の食事などによって、脳がグルコース（ブドウ糖）ではなくケトン体という脂質をエネルギー源とするようになってもらう療法です。自閉症を含む精神疾患の症状改善に効果があるとされています。

腸内細菌の活性化は乳酸菌などによって腸内細菌を増やし、善玉菌、悪玉菌のバランスを整えることで、やはり自閉症や慢性疲労症候群などの症状を改善する作用があるとされています。テアニンは、カテキン、カフェインとともに緑茶の薬効成分で、脳の働きを良くし、うつ病や統合失調症の症状改善に効果があるとされています。

いずれについても、まだ研究段階です。しかし、臨床研究としては、エビデンス、つまり科学的証明ができる論文を発表しています。さらに研究を深めれば、機能性食品の表示とかにつながるし、将来的には国民全体の医療向上に役立てられる、貢献できると思っています。

――日本の現状を考えると、非常に貴重な研究ですね。

まあ、そうかも知れません。貴重だと思います。

——疾病研究第三部の研究対象は、うつ病や統合失調症などの精神疾患ですね。これらの精神疾患と食事・栄養状態とは、関係があると思われますか？

関係は、すごくあると思いますね。これまでの勉強や臨床研究によって、確信しています。

——心の病と食事・栄養は密接な関係があるという考え方が、なぜ世間に広がっていないのでしょうか。

研究者はほとんどいないのですが、両者が互いに関連しているという考え方は、世間に少しずつ広がっていると思います。最近は、私にも学会での講演依頼がありますし、執筆依頼も多くなっています。少ないのですが、テレビからの出演依頼もありました。ＮＨＫの「あさイチ」や「ためしてガッテン」という番組などに出演しました。いずれの番組でも、心の病と食事・栄養は深い関係があることを話しました。食事や栄養状態を良くすることによって、精神疾患にかかりにくくすることができるし、精神疾患にかかっても食事や栄養によって改善できる。つまり、予防効果も、治療効果も期待できるということです。

——功刀医師が心の病と栄養の関係を研究することになったきっかけは？

一〇年近く前になります。「まだ一〇年」ということもできるのですが、栄養学会に呼ばれて講演した際、栄養学の研究者の方々が精神疾患と栄養の関係について強い興味を持っておられることがわかったのです。私の臨床研究の経験と合致することも多く、これは真剣に本格的に研究する意味があると思ったのです。

それまでは、主に精神疾患と遺伝子の関係について研究していました。それがメインでした。統合失調症やうつ病の発症の原因となる遺伝子があるはずだと考え、その遺伝子を見つける研究をしてきました。

英国に留学して、同じ研究を続けました。それでわかったのは、私を含めた研究者たちの結論は、そうした精神疾患の発症に強い影響を持っている遺伝子はない、つまり存在しないということがわかったのです。少なくとも、決定的な影響力を持つ、ありふれた遺伝子多型は存在しないということがわかったのです。

影響を及ぼす可能性が非常に低い遺伝子多型、つまり遺伝子の小さな差異がいくつも組み合わさって、それがストレスや環境要因などと重なって精神疾患の発症につながることはあるでしょう。その意味では、遺伝的な要素が全否定されたわけではありませんが。

たとえば、特定の乳がんを発症する遺伝子が存在していますよね。その遺伝子を持っていることがわかった米国の女優アンジェリーナ・ジョリーさんが、発症前に乳房を切除したことがニュースになりました。そうした決定的な遺伝子は存在しないということが、はっきりわかったのです。そのことも、精神疾患と栄養の関係について研究を始めたきっかけの一つになったかも知れません。

――精神疾患は遺伝子の異常などによる器質的な疾患ではなく、環境的な要因も含めた機能的な疾患だということでしょうか。

そうですね。うつ病や統合失調症は、遺伝子や脳細胞などに正常な人とは異なる変化を見つけられない、という意味で器質的疾患ではなく、機能的疾患だと言えます。アルツハイマーは脳細胞に異常が見られますから、器質的疾患ですね。繰り返しますが、うつ病や統合失調症などの発症にあたり、遺伝子多型のレベルで決定的な要因はないということが、はっきりわかった。これは、とても重要なことだと思います。

――ここからは発達障害の問題についてお伺いします。ＡＳＤ、ＡＤＨＤ、ＬＤ、コミュニケーション障害、知的能力障害などの総称とされる発達障害が近年増加していると言われていますが、その背景をどう考えておられますか？

私は発達障害の専門研究者ではないので、正確なデータは持ち合わせていません。けれども、増えたとされる背景には、発達障害についての人々への啓蒙が進んで、発達障害の症状について割と知られるようになりました。そんな面があるように思います。つまり、必ずしも、増えたかどうかは、わからないということです。もともとはカナーという研究者が自閉症を発見し、珍しい疾患だとされていました。自閉症とひとくくりされていた発達障害の定義が広がり、細かく分類されるようになり、適用範囲も広がっています。それによって、発達障害の人たちが増えたように見えるという側面もあると思います。

普通に暮らしている人が、「変わり者」であるとか、単に気にくわないからといって「彼は発達障害だ」と決めつける。そんな傾向については、非常によろしくないと思っています。社会には人とのコミュニケーションを取るのが苦手な人、物事へのこだわりが強い人もいる。ある程度までは、社会が「個性」として受け入れることが必要だと思っています。念のためですが、私は、自閉症、発達障害児がこの社会に存在しない、と言っているわけではありません。

——発達障害の症状と食事・栄養との関係について、どう考えていますか?

私の勉強した範囲で言えば、一番大事な問題は、発達障害と偏食、つまり、好き嫌いの激しい食べ方が深く関係しているということです。発達障害の子どもはこだわりが強く、味や食感、好きな食べ物、嫌いな食べ物へのこだわりがあり、食べる物が限られてしまう。こだわりが強い人ほど、栄養不足がある、という研究データがあります。栄養が偏ると、脳も栄養不足となり、発達障害の症状が進んでしまう。症状が重くなると、偏食も強くなり、脳の発達が悪くなる。その繰り返しで症状が悪化していく。つまり、負のスパイラルが起きている、という話です。

栄養状態が偏っている発達障害児に微量栄養素、つまりミネラルやビタミンなどを補うことは確かに役立つかも知れません。自閉症だから偏食するのか、偏食だから自閉症になるのか、鶏が先か卵が先かの問題ですが、どっちも言えると思います。

それと、発達障害は腹部症状を伴っていることが多いと言われています。腹部症状というのは、下痢や便秘など腸の状態が悪く、栄養の吸収が良くないケースを指しています。リーキー・ガット症候群によって、腹部症状が起きているという説は承知していますが、これについては後で論じます。とにかく、腹部症状があって、そのことによっても栄養バランスが悪くなり、脳の状態も悪くなって、自閉症などの症状が悪化する。そうすると、偏食もひどくなり、不健康になり、腹部症状も良くならない。腹部症状があるから、食べる種類も少なくなる。そんな負のスパイラルもあるかも知れません。腹部症状の改善は、栄養状態を良くするためにも、極めて重要なことだと思います。

――発達障害児への食事・栄養療法に取り組む七人の医師たちのインタビューをお読みいただきました。彼らの取り組みをどう評価されますか？

七人の医師は、いずれも大なり小なり、オーソモレキュラー理論（分子栄養学、分子整合学）の理論に依拠されているようですね。この理論の成否はあとで論じるとして、七人の医師たちが食事・栄養療法で発達障害の治療に取り組まれている姿勢を前向きに評価します。つまり、栄養に着目して子どもたちの心の問題に対処していることについてです。

七人の医師の中に、キレート剤によって、体内に蓄積された微量な重金属などを除去し、発達障害の治療に取り組む医師もおられますね。重金属については、私は不勉強ですが、海外で学会発表した際「魚を食べると体にいい」という主旨の発表をすると、外国人の医師から「あまり食べると、良くないですよ」と反論されるのも確かです。マグロなどの大型魚に含まれている水銀などの重金属が問題になるのです。大型魚には食物連鎖によって濃縮された重金属が含まれ、健康への影響が心配されていることはわかります。それは、発達障害と直接関係があるかどうか。日本でも、講演会などで、重金属と発達障害の関係について、質問を受けたこともあります。でも、赤ちゃんの体内に有機水銀などが含まれていて、それが発達障害の一因になるという説については、まだ仮説の段階にとどまっていると思います。二、三歳の赤ちゃんの脳内に重金属が大量に蓄積している、というのは理解し難い面もあります。例えば、水俣病があった頃に、水俣市内で育った赤ちゃんということなら理解できるのですが。

――赤ちゃんの脳内の重金属は、胎内で臍帯（へその緒）を通して、あるいは母乳を通して、お母さんからもらって蓄積されるようです。保健所から配布される母子手帳には、妊娠や子育て中は、マグロやカツオなどの大型魚を摂取しない方がよいと書かれています。母親の体内に蓄積された重金属類が赤ちゃんの健康に悪影響を与えないようにするため、とされています。

そうかも知れませんね。でも、評価は差し控えておきたいと思います。ダイオキシンや農薬などの汚染が、母乳や食べ物を通じて子どもたちに広がり、発達障害などの原因の一つになっている可能性は、一般論としてあると思います。

——七人の医師は、発達障害の子どもたちに対して、食事・栄養療法は目に見える形で効果があると言っています。重篤な症状の患者さんの中には、効果が出るのに時間がかかる、あるいは効果が出にくいケースはあるけれど、食事・栄養指導をしっかり守った子どもたちの多くは症状が改善される、と話しています。インタビューを読んでの感想は？

個々のインタビューを拝見すると、率直な思いを語っておられる。いずれも、誇張はなく、本当のことだと思うし、概ねにおいて、了解できます。皆さん、発達障害の子どもたちの症状と栄養の関係に注目しており、これは大変いいことだと思います。栄養状態を良くすることによって、心身を健康にする。これは、考えてみれば、ごく自然なことです。

ですが、医師たちの取り組みが正しいと言うためには、エビデンス、つまり科学的な証明が必要になります。端的に言えば、取り組みの成果について の論文を、海外の一流の学術誌に投稿し、掲載してほしいのです。超一流誌とまでは言いませんが、そこそこに名前のある医学界の一般的な学術誌に投稿して、その審査を通って掲載してほしいのです。たとえば、使用する栄養剤や食事法など、それぞれについて、治療群と非治療群に分け、プラセボ（偽薬）も用いて、主観の入り込まない形で比較検証をしていただきたい。そうしないと、説得力がないと思うのです。

そのうえで、食事・栄養と精神疾患の関係について研究を続けている私から見て、医師たちの主張や見解のうち、三分の二については間違っていない、残り三分の一については、さらに検証が必要かな、というのが率直な感想です。

グルテンやカゼインのアレルギーが多少でもあれば、その除去食、制限食は必要でしょうし、まあ、理にかなっていると思います。葉酸など、必要なビタミン類、亜鉛などのミネラル類の補給も脳の働きのバランスを整えるために欠かせない、と私も考えています。みなさんが指摘されている腹部症状の改善も大事なことです。七人の医師が共通しておっしゃっていることは、概ね間違っていないように思います。残りの三分の一、これは医師によって異なる主張をされている部分が中心ですが、「さて、どうかな」、と思う部分がありま す。それは、きっと、エビデンスとなる論文を書かれていないところから生じるのではないか、と私は思います。

重金属などのキレート剤の効果については、先ほどお話ししたように、私は勉強不足なので、はっきりした意見は言えません。下痢などの腹部症状について、発達障害児のほとんどに見られる症状であるとの指摘は納得できますが、それがリーキーガット症候群によるものと決めつけているところは、エビデンスの提示がなく、ちょっと心配なところです。

実は、私の研究室でも、リーキーガット症候群について研究しています。リーキーガットとは、いわゆる腸漏れの状態です。腸の上皮と上皮の細胞のすき間が大きくなって、未消化のタンパク質分子など本来なら体内に入ってはいけない物質が、腸から血中へ流れ込む状態をいうのですが、これを確かめるためには、こうした物質の流入の有無を尿検査によって判定しなければなりません。かなり、面倒な作業ですが、それをしなければエビデンスとはなりません。リーキーガット症候群と発達障害の関係を研究した論文は、私の知る限り世界に一つだけです。確かに、その論文では、発達障害児にリーキーガットが多いことが論証されていました。

――七人の医師の中には、功刀医師のおっしゃる尿検査を実施して、リーキーガット症候群であることを確認している人もいます。

　それなら、結構なことだと思います。全体として、医師たちの目指す方向は間違っていないと思います。その上で、繰り返すのですが、エビデンスとなる論文は必要なのです。私も研究者として、そこで苦労して、論文で勝負しているのです。発達障害の子どもが治療の結果、著しい回復を見せた。そうした話は、事実であったとしても、エビデンスのレベルとしては低いと言わざるを得ないのです。

――今、発達障害への食事・栄養療法をめぐる学術論文を書くために準備をされている医師もいます。

　大いに期待しています。でも、この世界は結果を出さなければ、相手にされません。どんなに大変なことなのか、もちろん、承知しています。私の専門のうつ病など心の病は、治療効果と一口に言っても、効果の判定は微妙で、数値にすると、ごくわずかな違いです。治療群、非治療群の二グループを揃えるのは大変だし、費用も、人員も、時間もかかります。向精神薬などの薬物の治療効果のエビデンス論文は、薬品メーカーが主導で行いますが、食事や栄養となると、そうはいきません。困難なことは十分に承知していますが、でも、医学界の現状を変えるためには必要不可欠なのです。

——二〇一二年放送のＮＨＫ「クローズアップ現代」で、中川栄二医師が全国の小児科医六百人への調査結果として、一～二歳児に睡眠障害を抑える向精神薬、三～四歳児に興奮を抑える薬を与えていたケースがあったと報告し、「向精神薬が子どもの脳に与える長期的な影響は全く解明されていない。慎重な投与が必要だ」と指摘されています。この番組では、学校に通えない子どもの七割が精神科を受診し、そのうち七割が向精神薬を飲んでいるという別の調査結果も報告されています。向精神薬の使用をどう考えますか？

できるだけ使用しない。使用する場合も必要最小限にとどめる。これは、医学の常識です。ですが、症状が重く、ノルアドレナリン再取込み阻害薬などで症状が落ち着くケースなどでは、使用するという選択肢はあると思います。薬の量や使用期間も問題になりますが、長期に使用することによる副作用について、エビデンスがあるわけではありません。

私の研究室でも、うつ病の患者さんには適量の向精神薬を使っています。総合的な判断で、治療内容を決めることが重要です。治療は甘いものじゃないので、必要な場合は使う。選択肢には入れた方がいいと、私は思っています。

ただ、医師にしてみれば、薬物治療には経済的な裏づけがあります。どの医師も、どこまでが安全かの基準は守っているはずですが、薬を多く処方するクリニックが存在している現状はあります。商業モデルといいましょうか、製薬会社と医者が共通の利益を追求する側面が否定できないのです。しかし、薬剤の安易な使用は避けなければなりません。

――七人の医師の中には、漢方や体操などに力を入れている方もいます。いわゆる統合治療、補完代替療法について、どう評価されていますか？

原則として、使えるものは、できるだけ使った方がいい。特に漢方については、補完代替療法の位置付けではなく、日本の医療で正式に認められた薬物療法の一つです。保険も適用されています。治療の選択肢として活用されたらいいと思います。

私の周囲にも、漢方を併用している精神科医がいます。体操を取り入れている医師もおられますが、これも非常にいいことです。体を動かすことは、メンタル的（精神的）にもいい効果があります。人間は本来、歩かないと生きていけないはずなんです。現代生活は便利になり、歩かなくても生きていける。そのこと自体が、本当はおかしいんです。運動すれば、脳の働きを活性化するし、ストレスを減弱するし、肥満の解消にもつながります。これらのことは全て、精神疾患の改善に良い効果をもたらすのです。できれば酸素を消費するエアロビックな運動が望ましい。一日、三〇～四〇分ほどの運動が理想的です。

ただ、実際に運動するように指導するのは大変です。「運動しなさい」と言葉で言うだけなら簡単ですが、どうやって実践してもらうのか。大変なご苦労があると思います。

――本書には、発達障害への食事・栄養療法の効果を比較検証した論文の要約を収録しています。日本ではなく、米国のアリゾナ州立大学のアダムス医師らが二〇一八年春に発表した論文です。どう評価しますか？　エビデンスとして成立していますか？

こうした論文が必要なのです。日本でも、出てきてほしいと思います。ただ、私から見ると、この論文はエビデンスとしては若干低いですね。被験者を治療群と非治療群に分けて、治療効果を比較検証している。これはいいのですが、治療群の人たちは治療内容の説明を受け、治療効果を検証する側の人たちは、誰が治療を受けたかを知らされていない。いわゆる「二重盲検法」と呼ばれる検証方法ですが、プラセボ（偽薬）効果をどう考えているのか、やはり気になります。

わかりやすく言うと、治療を受けたグループは、治療内容について積極的な説明を受けていると思いますから、期待が高まり、その期待が実際の効果に反映する可能性があるわけです。そのプラセボ効果を、どうやって取り除いているか、という問題です。それを避けるには、非治療グループにもプラセボ（偽薬）を使用して同様に説明し、同じインセンティブ（期待感）を与えながら比較検証する。いわゆる「二重盲検法」でなければ、正確には検証できないと思うのです。

また、この研究では、マルチビタミン、ミネラル、ＥＰＡなどの必須脂肪酸、カルニチン、グルテン・カゼイン除去食など複数の治療法について時期をずらせて実施していますが、どの治療が効果あったのか、判断を難しくしているのではないでしょうか。

――アダムス医師自身も論文の中で「栄養サプリメントによる治療については二重盲検法が望ましいが、食事療法については非治療群へのプラセボ使用が不可能で、二重盲検法にならざるを得ない」と書いています。また、複数の治療法を実施したことについては「個々のサプリメントの効果についてはエビデンスの高い論文がすでに存在している。今回はそれぞれのサプリメントや食事療法の効果を比較検討するため、一年間の研究期間に八つの療法を順番に実施した。その結果、マルチビタミン投与と食事療法の二つが、患者にとって受け入れやすく、効果も大きいことを明らかにできた」と書いています。

趣旨はわかるのですが、エビデンスとして客観的に通用するのは治療前に実施された検査と、一年後にすべての治療が終わった後に実施された検査。この二つの検査で、治療効果があったかどうかという結果だけです。論文は、治療効果はあったと分析されていますね。しかし、いろいろ試した中で、どの治療の効果が大きかったかについては、途中経過の段階などで、家族の意見も聞いている。つまりは被験者の主観的な判断が混じっていると思います。なので、厳密に言えば、ビタミンが効いたのか、グルテンフリーなどの食事が効いたのか、あるいは全部が効いたのか、客観的にはわからないのです。

（別の論文を見せながら）これは認可された向精神薬の治療効果を検証した論文ですが、精神疾患での治療効果の実証は大変難しいのです。本物の薬ではなく、プラセボ（偽薬）を使用したグループも期待感から症状が改善する。つまりプラセボ効果が出てしまうんです。このため、四〇〇例余り実施して、やっと有意差が出る。わずかな実施例では、数値に表れるほど差は出ないことが多いのです。

――功刀医師にお送りしたアダムス医師の論文は要約版で、英語の原文は、その四倍ほどの長さです。原文では、臨床試験の厳密性を担保するための手順の説明に多くの行を割き、個々の栄養サプリメントの治療効果などについても、過去のエビデンスの高い論文を丁寧に紹介しています。

発達障害の症状がない人たちの協力も求め、治療効果を比較するための「コントロール群」を作って、客観性を高めています。こうした実施手順や検証方法について、「ヘルシンキ宣言」という世界医師会が定めた倫理的原則に準拠し、大学の第三者機関の承認を得ている、と書かれています。

学術論文として通用するための条件を整えているわけですね。どの論文も、そうした面に気をつかっています。プラセボ効果の問題など、注意すべき点はあるけれども、全体として、この論文が検証した内容が正しい可能性はあります。個々の栄養サプリメントの効果を検証した論文があることも承知しています。こうした論文がどんどん書かれるようになれば、発達障害に対する食事・栄養療法への認識が改められることにつながります。その意味で、前向きに評価したいと思います。

――発達障害は、遺伝子などに異常が認められる器質的な障害なのでしょうか。それとも、環境的な要因などが重なった機能的な障害なのでしょうか。器質的な、つまり、生まれつきの障害であれば、治療は不可能で、障害に合わせた人生を用意するということになりますか？

遺伝子の要因はあると昔から言われているようですが、具体的にはわかっていません。私はこの分野の研究者でないので断言はできませんが、私が最初にお話しした統合失調症や躁うつ病と同様に、発症に直接的につながる遺伝子、遺伝子多型は存在しない、ということだと思います。非常に弱い影響力がある遺伝子多型はいくつかあるのでしょうが、それが発症に直結するわけではない。要するに、なんで発症するのか、わからない。環境要因や食事、栄養も含め、様々な要因が重なって発症するのだと思います。

　ただ、先天的なものであっても、だから治らないというわけではありません。たとえば、フェニールケトン尿症は、体内の酵素の先天的な異常によって、フェニールアラニンという物質の血中濃度が高くなり、精神発達の障害や神経障害などの症状が出ますが、食事療法や薬剤の使用でフェニールアラニンの量をコントロールし、発症を予防することができます。ごく普通に人生を送れるのです。先天的な異常、遺伝子の異常があることと、治療できるかどうかとは別問題だということです。

　それで、発達障害の治療が可能かどうか、ですね。食事や栄養バランスを整えることで、体調が良くなり、個々の症状は改善されるでしょう。そして、社会生活に適応できる状態を目指す。そのことを治療と考えるのであれば、治療は可能だと言えるかもしれません。でも、「個性」の部分は治療対象とは言えない。グレーゾーンがあると思います。

――功刀医師は、ご専門のうつ病について「手ごわい病気だが、治療できるケースも多い」とご著書で書かれています。発達障害については、同様に考えておられるのですか？

　先ほどの質問と同じ趣旨ですね。うつ病の場合は、治療によっていったん正常になって、また問題が生じ、治療を再開する。そんなジグザグコースをたどって症状が改善していきます。このプロセスを「治療」ととらえるのです。

　発達障害については、もう少し複雑です。哲学めいた話になりますが、何をもって正常というのか、正直に言って、私にはわからないところがあります。そもそも、発達障害は、「障害」というよりは「個性」だという考え方もあります。エジソンやアインシュタインといった天才科学者やモーツァルトなども発達障害だったと言われていますね。彼らは人類に多大な貢献をしています。治るという言い方がおかしいのかも知れません。様々な努力で、正常な発達といわれる方向に向かう。その努力をするしかないのだと思っています。

空気が読めない。何かに強くこだわる。その生き方は、治らないというか、治らなくてもいい部分もあると思います。でも、問題行動がなくなって、落ち着いた暮らしができるようになる。つまり発達障害の症状を改善するということなら、可能です。

――オーソモレキュラー、つまり分子整合の医学理論では、心身を細胞の分子レベルから元気にし、バランスを整えるために、ビタミン類の大量投与、亜鉛などのミネラルの大量投与、たんぱく質の摂取などを勧めています。功刀医師が著書の『心に効く精神栄養学』などで推奨されている栄養と重なるところが多いように思います。

重なるところもありますが、必ずしも一致はしていません。たとえば、オーソモレキュラーでは、カゼインフリー、つまり乳製品の摂取を制限しますね。でも、一般的には乳製品は心身の健康に欠かせない食品として、推奨されています。乳製品は各種の栄養がバランスよく含まれ、カルシウムも豊富です。ビタミン、ミネラル、タンパク質の摂取の必要性については、私も同意します。でも、オーソモレキュラーでは、マルチビタミン（各種のビタミン）の大量投与を主張されており、どの程度が必要かという問題があるように思います。

オーソモレキュラーでは、統合失調症の患者さんにナイアシンというビタミンの大量投与で治療するケースがあると思いますが、米国で治療効果は立証されなかったという話もあります。日本には今も約百万人の統合失調症の患者さんがいますから、ナイアシンでよくなるのなら、もっと患者数は減っているはずですね。

グルテンなどの制限食については、必要な場合はあると思いますが、双刃の刃だということへの認識も必要です。制限食によって、必要な栄養が摂取できなくなる恐れについて、考えておく必要があります。欧米の社会のように、グルテンフリーへの理解があれば、スムーズに生活できるでしょうが、日本でグルテンフリーを実践しようとすると、とくに子どもたちは仲間から孤立しかねません。難しいですが、どこでバランスを取るのか、という側面もあります。

オーソモレキュラーでも推奨されている、糖質制限によるケトン食については、自閉症（発達障害）の症状を改善する効果が、臨床研究によって立証されています。医師の指導のもとで、栄養バランスを考えながら糖質制限食を実践されれば、治療効果が期待できます。

――食事・栄養療法に取り組む場合、栄養サプリメントなどに保険の適用ができないために、患者さんや家族の経済的負担が避けられないようです。どんな対処が可能でしょうか？

私の治療では、うつ病の患者さんへの栄養剤の投与に保険を適用しています。とくに問題は生じていません。うつ病という病名に対する標準医療では、栄養剤の保険適用はありません。でも、実際問題として、うつ病の人たちは栄養不足であることが多い。肥満、脂質異常、高血圧などの症状を抱えている人も多いのです。逆に言うと、栄養をバランスよく摂っている健康な人に、うつ病の人はほとんどいない、ということになります。なので、患者さんの栄養状態を血液検査などで確認し、ビタミン、葉酸、ミネラルなどの栄養不足がわかれば、栄養剤を処方します。例えば、血中葉酸値が基準値より低い患者さんの場合、カルテに「葉酸欠乏症」と明記し、保険の適用を申請できます。他のビタミン類についても、同様です。栄養サプリメントではなく、医薬品のビタミン剤等を処方します。保険の適用範囲を超える大量投与ということになると、保険の適用は難しくなりますが。

――発達障害の子どもたちに対して、今後、日本の医学界はどう対処していくべきでしょうか。

私の持論ですが、食事、運動、睡眠などの生活習慣、これらを組み合わせて取り組むことが大事だと思います。発達障害の子どもたちに対して、コミュニケーションのトレーニングをするだけでなく、食事や睡眠など生活習慣の改善に取り組むことが大切だと思います。

偏食と発達障害は関係があるわけですから、偏食がなくなれば心身が元気になり、発達障害の症状改善につながる。負ではなく、正のスパイラルをつくるのです。グルテン、カゼインの除去食についても、研究が進んでエビデンスが出てくれば、実践していけばいいと思います。

日本の医学界の現状では、発達障害の子どもたちの「栄養不足」を調べることをあまりしていないと思います。七人の医師たちの取り組みは、例外中の例外なんです。七人の医師たちはそれぞれ信念に基づいて、発達障害の子どもたちを診察し、経過を追っておられる。しかし、そこにとどまっておられる。発達障害と食事、栄養について、やはり研究が必要ですね。

私は、精神疾患と栄養の関係についての研究をしていますが、日本では同様の研究をしている医師はまだ少ない。でも、研究を少しずつでも進めれば、心の病を食事や栄養状態の改善によって治療するという考え方が、社会全体で共有されるようになると思います。その日が早く来るように、頑張っていきたいと思います。

〈参 考〉

米国アリゾナ州立大学のアダムス教授らが発表した論文の概要

《参考》

二〇一八年三月、米国アリゾナ州フェニックスにあるアリゾナ州立大学のジェイムス・B・アダムス教授らのグループが「自閉スペクトラム症を対象とした包括的食事・栄養療法のランダム化（無作為化）比較試験」と題した論文を発表しました。原題は「Comprehensive Nutritional and Dietary Intervention for Autism Spectrum Disorder-A Randomized, Controlled 12-MonthTrial」。調査期間は二〇一一年一〇月～二〇一四年四月で、対象者六七人についてそれぞれ一年にわたって追跡調査をしています。調査を実施し、取りまとめたアダムス教授は、米国のARI（Autism Research Institute）という自閉症治療研究団体でも活動している研究者です。

この学術論文をご自身のブログに掲載している池田勝紀医師は、以下のように評価しています。

「発達障害への栄養療法は、マルチビタミン、ミネラルのサプリメントを使用するのが基本的なものになっている。今回の研究は、ASD（自閉スペクトラム症）の小児から成人までのグループを無作為に二つに分けて、一方のグループにはマルチビタミン、ミネラルやその他の栄養素を与えつつ、小麦、乳製品、大豆を除去した食事やその他の処置を施した。もう一方のグループにはこれらの治療を行わずに経過観察し、一二か月の治療期間が終了した時点で二つのグループのIQ（知能指数）や発達年齢を比較するという研究である。結果は、治療を行っていたグループの方が、治療を行っていないグループに比べて、非言語IQや発達年齢が上昇し、両グループ間には有意差があった。今回の論文は、エビデンス（科学的根拠）のレベルが最も高いとされる、プラセボ（偽薬）を用いた二重盲検法ではないが、それに次ぐ、一重盲検法のRCT（無作為化した比較試験）で厳密に実施されており、発表された意義は大きい」。

論文は最初に、研究に協力した自閉スペクトラム症の人たちの構成について説明しています。以下、論文の要約です。

米国中西部・アリゾナ州の約二千五百人のASDの家族にEメールで研究計画を広報した。調査費を提供した同州のフェニックス自閉症協会の希望で、調査対象者の年齢は二歳半～六〇歳と幅広くした。興味を持って応募してきた家族に、研究内容を一時間にわたって説明し、同意した家族に参加してもらった。いずれも、精神科医、心理学者、または発達小児科医によって自閉スペクトラム症と診断を受けた人たちで、さらにアリゾナ州立大学のスタッフが、ADOS（自閉症に対する信頼度の高い検査）またはCARS－2（行動観察による自閉症判定検査）を実施し、診断内容を再確認できた人たちだ。

研究成果を上げるために、過去二か月間に行動上、治療上の大きな変化がないこと、栄養補助食品の摂取や特別な食事はしていないという条件もクリアした人たちで、精緻に組み立てられた研究内容を考慮して、被験者は六七人に絞り込まれた。今回の研究は、その倫理的原則を定めた世界医師会のヘルシンキ宣言を遵守し、アリゾナ州立大学の治験委員会によって承認されたプロトコル（調査手順）に沿って実施された。

〈研究に先立って想定した仮説〉

「栄養的介入と食事介入の組み合わせは、自閉症の症状を軽減し、全体的な機能レベルを高めるのに効果的である」。この仮説を科学的に実証できるかどうかを考えて研究内容を組み立てた。

〈研究目的〉

比較研究の対象とした各治療法（ビタミンなどのサプリメント、食事療法など）の有効性については、それぞれ個別に研究されており、短期間の実施による効果はある程度立証されている。今回の研究目的は、一年間という長期間におけるこれらの治療法の組み合わせの効果を調査することにある。これらの効果は相乗的であると予想され、長期治療はより大きな効果を生む可能性があると考えた。

〈被験者のグループ分け〉

研究に参加した六七人の被験者の年齢は三歳〜五八歳で、無作為で三七人（とその家族）が治療グループに、三〇人（とその家族）が非治療グループに分けられた。三七人の治療グループは、途中で三人が脱落、六人が失格したため、残り二八人が試験を完了した。非治療グループは、誰も脱落しなかったが、三人が途中で失格となり、二七人が研究終了まで残った。

非治療グループの家族に対しては、一年間の研究期間が終了すれば、その後一年間にわたり無料サプリメントを提供することを約束していたため、予想外に多くの人たちが最後まで残ったと思われる。これらの六七人とは別に、被験グループと同じ年齢構成で、過去二か月間に栄養補助食品や特別食を摂取しておらず、自閉症、うつ病などの精神疾患と診断されていない五〇人を選び、検査の際の参考基準となるコントロールグループとした。

〈治療グループのプロトコル＝調査研究の手順〉

治療グループには一二か月の期間に、以下のことを順に実施した。

スタート前に、自閉症の重症度と全体的な機能レベルについて検査した。健康状態などについての医師による身体検査、採血と採尿も実施した。

（初日） ビタミン／ミネラルのサプリメントの提供開始

※ビタミンのサプリメントはビタミンA、B2、B5、B6、B12、葉酸などがセットになったマルチビタミン。ミネラルも鉄、亜鉛、マグネシウムなどをセット。

（三〇日目） 必須脂肪酸の提供開始

※必須脂肪酸は、オメガ6脂肪酸、エイコサペンタエン酸（EPA）、ドコサヘキサエン酸（DHA）などのオメガ3脂肪酸。

（六〇日目） エプソム塩（硫酸マグネシウム）浴を開始

※エプソム塩＝硫酸マグネシウムは解毒や脳組織の合成、消化管を覆うムチンタンパク質の硫酸化など多くの反応にとって重要な物質。入浴の際にバスタブに混ぜ入れる方式で実施。

（九〇日目） カルニチンの提供開始

※カルニチンは、エネルギー生産と脂肪酸代謝に不可欠な必須栄養素で、細胞内のミトコンドリアに長鎖脂肪酸（燃料）を運ぶ役割などを担う。

〈一八〇日目〉消化酵素の提供開始

※消化酵素は、慢性便秘、下痢、腹痛、胃腸炎などの症状がＡＳＤの子どもによく見られるため、処方されることが多い。これらの問題が自閉症の重症度と強く相関していることを示す論文もある。

〈二一〇日目〉カゼイン（乳製品）、グルテン（小麦）、大豆の除去食を開始

※食事療法の開始にあたっては、栄養士との個人面談や詳細なアドバイスのもとで、各家族が食事計画を最終決定した。健康的なグルテンフリー、カゼインフリー、大豆フリーの食事に加え、様々な野菜（緑黄色野菜を含む）、果物の十分な摂取、適切なタンパク質の品質と摂取量の確保、適切な、しかし過剰ではないカロリー摂取、「ジャンク」食品を健康的なスナックに置き換える、人工的な風味、着色剤、防腐剤（食品添加物）を避ける、などを実践。

〈三六五日目〉自閉症の重症度と全体的な機能状態の最終評価、最終採血と採尿。

〈非治療グループのプロトコル〉

スタート前に、自閉症の重症度と全体的な機能レベルについて検査した。健康状態などについて身体検

査、採血と採尿も実施した。

（途中の期間） 通常の生活を続けた。

（三六五日目） 過去一二か月間に治療に変化がないことを確認したうえ、自閉症の重症度と全体的な機能状態について最終評価。採血と採尿も実施。

〈自閉症の重症度と全体的な機能測定〉

自閉症の重症度と全体的な機能に関しては、多数の評価方法を採用した。今回の研究で、多くの異なる分野で改善がある可能性があると仮定したからである。自閉症の症状に関する評価項目だけで以下の一一項目の評価・測定を実施した。

一）レイノルズ知的評価尺度（RIAS）

非言語的なIQ検査。口頭、非口頭で標準化された資料（絵など）を用い、理解力や記憶力をみる。

専門の臨床医が二〇～三〇分かけて実施。

二）自閉症診断観察スケジュール（ADOS）

専門の臨床医が一時間、被験者を観察して診断、評価。

三）小児自閉症評価尺度（CARS－2）

子どもの自閉症の症状を調べる検査。子どもたちや両親への質問も含む。評価者は被験者が治療、非治療のどのグループに属するのか知らされていないが、両親は子どもの状況を知っているので、「半盲検法」に分類される。

四）自閉症の重症度スケジュール・職業上の評価（SAS－Pro）

自閉症の重症度を、専門スタッフが被験者とやり取りして点数化する。〇～一〇の範囲の単一の数値で表される。「半盲検法」に分類。

五）ぶどう畑適応行動尺度Ⅱ（Vine land Ⅱ）

被験者が小児の場合は両親、成人の場合は本人との電話インタビューで実施。一人の評価者が全てのインタビューを担当。「半盲検法」に分類。計算された生スコアは、その後、別の評価者によって年齢別に変換。ただし、質問のほとんどは若い年齢向けだった。

六）広汎性発達障害行動インベントリ（PDD－BI）

七）自閉症治療評価チェックリスト（ATEC）

八）異常行動チェックリスト（ABC）

九）感覚刺激反応（SSP）

一〇）六項目消化管重症度指数（6－GSI）

※上記の五項目は、研究の開始時と終了時に、両親に質問票を手渡し、記入してもらう方法をとった。

一一）両親による全体印象の評価（PGI－2）

「はるかに悪くなった」「より悪くなった」「わずかに悪くなった」「変化なし」「わずかに良くなった」

「より良くなった」「はるかに良くなった」の七段階の尺度を用いて、両親にどこに当てはまるのかを答えてもらうことで、症状の変化を評価。この評価だけは、研究開始から三か月後、六か月後、九か月後、一二か月後の計四回、回答してもらった。

※このほか、ビタミンやミネラルなどに関する生化学的な詳細な検査や握力などの体力測定も実施した。

※どの評価測定についても、初回は被験者をグループ分けする前に行ったので、参加者も評価者もどちらのグループに所属しているのかを知らないまま実施された。研究の終了時に、評価者は盲検方式（対象がどちらのグループに属しているのか知らせない）でADOSとRIAS評価を実施した。いずれも一重盲検方式と言える。その後、評価者はCARS-2およびSAS-Pro評価も実施した。これには、保護者との話し合いが含まれている（保護者のいない少数の参加者を除く）。試験の開始時と終了時の評価者の盲検化は、試験終了時の一回のCARS-2／SAS-Pro評価（参加者が誤って治療についてコメントしてしまった）を除き、全てのケースでクリアできている。

〈結果〉

総　括

非治療群と比較して治療群の非言語的知的能力に有意な差で改善が見られた。治療群は、EPA、DHA、カルチニン、およびコエンザイムQ10の有意な増加を示した。この研究の肯定的な結果は、包括的な栄養的及び食事療法的介入が、ほとんどのASD患者の栄養状態を改善し、非言語的IQ、自閉症特有の症状、および他の症状の改善に有効であることを示唆している。調査の後、研究チームは患者の両親たちに対し、ビタミン、ミネラルサプリメント、必須脂肪酸、ＨＧＣＳＦ（グルテンフリー、カゼインフリー、大豆フリー）などの健康的ダイエット食事療法の三処方が最も有益であった、との調査結果を報告した。

（レイノルズ知的評価尺度＝ＲＩＡＳ）

治療群は、非言語的ＩＱ検査において、非治療群よりも有意の差で改善していた。（+6.7±11.4 対 -0.6±10.7、p = 0.009）。言語的ＩＱ検査または記憶テストには有意差は無かった。

（自閉症診断観察スケジュールＡＤＯＳ）

治療群でも非治療群でも、ＡＤＯＳスコアに有意な変化は無かった。ただし、この評価は診断を目的としており、三段階で採点されるため、変化に対して比較的鈍感な尺度である。

（小児自閉症評価尺度＝ＣＡＲＳ－２）

治療群はＣＡＲＳ－２において非治療群よりも幾分改善し、有意差があった。（-5.5±5.2 対 -3.2±3.7、p = 0.03）。これらの改善は、それぞれ22％の減少対14％の減少に対応。

（自閉症の重症度スケジュール・職業上の評価＝ＳＡＳ－Ｐｒｏ）

我々の臨床評価者によって評価され、治療群はＳＡＳ－Ｐｒｏスコアが非治療群より幾分改善し、そこには有意差があった。(-0.93±1.2 対 -0.33±0.12、p＝0.04)。これらの変化は、それぞれ同スコアの13%および6%の減少に対応。

ＲＩＡＳは一重盲検、ＣＡＲＳ-2およびＳＡＳ-Ｐｒｏは半盲検の評価(評価者は盲検、参加者＝被験者の家族は盲検ではなかった)。ＲＩＡＳの場合、数字が大きいほど能力が高いことを意味し、一〇〇が一般集団の平均。ＣＡＲＳ-2とＳＡＳ-Ｐｒｏの場合、数値が大きいほど問題が悪化。ＣＡＲＳ-2の場合、可能な最低スコアは一五なので、%変化はベースライン一五に対する相対値となる。

(ぶどう畑(Vine Land)適応行動尺度Ⅱ)

コミュニケーション、社会、および日常生活などにおける平均発達年齢では、治療群は非治療群よりも有意な差をつけて改善した。治療グループは一八・四か月±一六か月上昇したのに対し、非治療グループは四・三か月±一六か月の上昇にとどまった。治療グループは、コミュニケーション、日常生活スキル、および社会的スキルの分野で大幅に向上した。

九つの下位尺度では、そのうち四つの尺度(書く能力、自力で身の回りのことをする能力、対人関係、対処能力)で治療群が非治療群よりも有意な差で改善し、他の三つの評価(受容技能と表現力)でわずかに有意に改善。ただし、個人の日常生活スキルやプレイ／レジャースキルに大きな違いはなかった。グロスモーターとファインモーターのサブスケールでは、どちらのグループも同程度の改善を示したが、そのレベルは低く、大きな改善はなかったという評価となる。

（以下の各調査項目は親／自己評価で、「盲検法」には分類されない）

（広汎性発達障害行動インベントリ＝ＰＤＤ－ＢＩ）

非治療群と比較して治療群のＰＤＤ－ＢＩは、修正自閉症複合スコアにおいて有意に大きな改善が見られた。（-35±29 対 -11±17、p = 0.0002）。自閉症コンポジットを構成する各サブスケールの変化率の平均を計算した場合、平均変化率は治療群と非治療群でそれぞれ二一％と五％だった。治療群は、ＰＤＤ－ＢＩのサブスケールにおいても、有意に大きな改善を示した。

（自閉症治療評価チェックリスト＝ＡＴＥＣ）

非治療群と比較して、治療群のＡＴＥＣの総スコアは有意な差をつけて大きな改善があった。（-28% 対 -6%、p = 0.00004）。治療グループは、四つの全てのサブスケールで大幅に改善。

（異常行動チェックリスト＝ＡＢＣ）

非治療群と比較して治療群のＡＢＣの総スコアは、有意差をつけて大きな改善があった。（-26% 対 -7%、p = 0.001）。治療群は、五つのサブスケールのうち四つで有意に大きな改善を示した。

（社会的責任スケール＝ＳＲＳ）

非治療群と比較して治療群のＳＲＳの総スコアは、有意差で大きな改善があった。（-14% 対 -3%、p = 0.004）。

〈参 考〉米国アリゾナ州立大学のアダムス教授らが発表した論文の概要

（感覚刺激反応＝SSP）

非治療群と比較して治療群のSSPの総スコアは、有意差で大きな改善があった。（12％対2％、p＝0.0003）。治療群は五つの下位尺度（触覚感度、味覚／臭覚感度、反応不足／刺激感覚、聴覚フィルタリング、視覚／聴覚感度）に関して有意差で大きな改善、あるいは大きくはないが有意な改善を示した。

（両親によるグローバルインプレッション（全体印象）評価＝PGI－2）

両親から見た全体的な印象調査では、一二か月の終わりに、非治療群と比較して治療群のPGI－2の平均スコアにおいて有意差をつけて大きな改善があった。（1.24±0.74対0.08±0.45、p＝0.0000001）。治療群はまた、一七の領域のうち一六の領域で有意に大きな改善を示した。

PGI－2は、マイナス三（はるかに悪くなった）からゼロ（変化なし）、一（わずかに良くなった）、二（より良くなった）、三（はるかに良くなった）の範囲の尺度を用いて、症状の変化を評価する。治療群については、三、六、九か月で測定され、それぞれの平均スコアを算出した。その結果、症状の改善評価の大部分は最初の三か月に起こり、その後も少しずつ改善したことがわかった。

〈両親によって評価された各治療の有効性〉

研究終了後、治療群の家族に各治療の効果を評価するよう求めた。なぜなら、各治療は効果が出るために一か月以上かかるかもしれないと説明し、それぞれの治療は一か月以上間隔を空けて開始したからである。その結果、家族が最も高く評価した治療は、ビタミン、ミネラルサプリメントと必須脂肪酸、続いてヘルシーHGCSF（グルテンフリー、カゼインフリー、大豆フリー）ダイエット食事療法。そのあと、カルニチン、消化酵素、エプソム塩浴の順。もちろん、各治療の効果が重なっている可能性もある。

〈ケーススタディー　顕著な改善を示した三人〉

治療群の二七人のうち三人は症状に顕著な改善が見られた。

ケーススタディーA

Ｐｉｃａ（異食症）の完全解決。重度のＰｉｃａを伴う七歳の男児。ＨＧＣＳＦ食を開始してから一週間以内にＰｉｃａが完全に消失し、それは試験が終わるまで続いた。ベースラインで、この少年は典型的な子どもと比較して栄養素が低レベルにあった。ひどいＰｉｃａは、多くの重大な栄養欠乏、おそらくはコバラミンの吸収または返還を伴う代謝問題が原因であったと思われる。

ケーススタディーB

重度のＡＳＤ、やや過体重、そして非常に低い持久力、エネルギーレベルの九歳の女児。当初は、車を乗り降り、階段を上る、自分で床を降りる、などができず、全体的に活動レベルが低い状態だった。四分の一マイルしか歩くことができなかった。外出時には車椅子を使用。

治療開始から四か月後に体力と持久力が著しく改善し始め、六～一二か月後の研究では、車から出入りし、階段を上がり下りし、二マイルを歩いて外出できるように。車椅子も不要になった。家の中を飛び回り始めた。改善は、四か月の高容量のカルニチンの追加で主に変わったと評価。治療前のカルニチンの平均レベルは通常（健常児）の六八％だったが、治療後の平均値は通常より一八％上回った。

ケーススタディーＣ

排尿不能の症状が完全寛解した。重度のＡＳＤと三年間の重度の尿閉と時折の腎結石の病歴を有する二七歳の男性。毎日のカテーテル挿入と時々の入院を必要としていた。原因は不明で、神経学的なものと推定されていた。以前の様々な治療は無効だった。ＨＧＣＳＦ食を始める最初のステップとして、全ての乳製品が食事から取り除かれてから約四日後、被験者は自発的にトイレに行き、自分で排尿した。一日に何度も自分自身で排尿することが可能になった。

三週間後、被験者が誤って（乳製品の）アイスクリームを食べたところ、すぐに自分で排尿することができなくなり、毎日の断続的なカテーテル挿入の生活に戻る。アイスクリームを食べてから約四日後、再び援助なしで自発的に排尿できるように。その四か月後、チーズを食べると、再び自分自身で排尿する能力を喪失。約四日後、再び自力での排尿を始め、その後は残りの研究期間、完全に乳製品を使わずに自力での排尿を続けることができた。

〈討議＝分析〉

〈盲検法による評価（ＲＩＡＳなど）について〉

非言語的ＩＱテストの大幅な改善は、認知機能の大幅な改善を示唆している。言葉のＩＱは変化無し。

おそらく言語に重大な障害が残っていたからと推察される。RIAS評価者は完全に盲検化されており、RIASテストは高度に標準化されているので、非言語IQの増加は現実的（普遍性が高い）とみられる。非言語IQの改善は、PGI－2における認知の改善についての高評価とも一致する。このことは、臨床的にも重要で、具体的には、PGI－2で治療群の家族の三九％が「より良くなった」、一四％の家族が「はるかに良くなった」と評価している（合計すると五三％）。

〈半盲検法による評価（VABS－Ⅱ、CARS－2、SAS－Pro）について〉

治療の一二か月の間に、非治療グループはわずか四か月分の「精神の発達」にとどまった。主要な発達の遅れと一致している。対照的に、治療群は平均一八か月の発達と評価され、多くの分野で大幅な改善が見られた。しかし、彼らの平均発達年齢はまだ生物学的年齢をはるかに下回っている。これは、CARS－2とSAS－Proのささやかだが重要な改善と一致している。

〈盲検法によらない評価（親による評価や自己評価）について〉

前述のように、これらの盲検法によらない評価は、「プラセボ」効果の影響（両親の期待）を多少受けているため、改善実態に対する「上限値」を表していると判断している。

〈治療継続への見通し〉

ビタミン、ミネラルサプリメントと必須脂肪酸については、両親の評価の高さと一致している。被験者の改善のほとんどは、治療の最初の三か月間に発生したことを示している。これら二つは、継続する可能性が最も高い治療法として両親によって評価された。両親によるPGI－2での評価は、治療開始から九か月後～一二か月後の間にもわずかに上昇していた。これは二一〇日目の健康的なHGCSF（グルテンフリー、カゼインフリー、大豆フリー）食事療法の開始によるものとみられる。この食事療法のコンプライアンス（遵守率）が他の治療より低かった（「九〇％遵守」と答えたのは三三％、「八〇％遵守」と答えたのは六〇％、「六〇％遵守」と答えたのは七％）ことに注意していただきたい。コンプライアンスが高ければ、食事療法による利益（効果の実感）は多少大きかった可能性がある。

〈筆者＝樋田＝の所見と感想〉

原文は図表も含めて四三ページあり、今回紹介した要約の四倍以上の長さになります。今回は一般の読者向けに紹介内容を取捨選択させていただきました。用語なども理解しやすいよう一般的表現に変えたところもあります。検査結果の項に出てくる（ ）内の数字は、いずれも統計処理した数値で、治療グループ対非治療グループを比較しています。（p＝）は「有意確率」を示す数値です。正確な内容を把握するためには、原文にあたっていただく必要があります（ネット上で公開されています）。

原文では、調査対象の各治療法について、採用した根拠、過去の研究内容の紹介と分析などを丁寧に行っています。研究終了時の評価についても、血中のビタミン、ミネラル、その他の栄養素など生化学的な調査結果についての分析も、それぞれ図表やグラフをつけて、丁寧に行っています。

アダムス教授は「食事療法は家族の協力を得なければ実施できないので、二重盲検法による調査は不可能だと考える。しかし、他のビタミン類などのサプリメントについては、プラセボ（偽薬）を用意しての二重盲検法が可能だ。将来の実施に期待する」と書いています。

日本では、食事療法を実施する際、グルテンフリー（小麦除去食）とカゼインフリー（乳製品除去食）が中心となりますが、今回の検証試験ではソイフリー（大豆除去食）も加えられていました。米国では、発達障害とのかかわりで、大豆アレルギーも問題になっているのかも知れません。

今回の論文では、水銀など重金属のキレート（排出）剤の効果は研究対象に入っていません。七人の医師へのインタビューでは、キレート剤と食事・栄養療法の相乗効果を指摘する意見を多く聞いていますが、キレート剤の効果についてエビデンスを提供する論文については今回は取り上げていません。

論文の趣旨を考えれば当然ですが、子どもたち（被験者）の診断内容に応じた治療というより、各治療法を一律的に施し、それぞれの効果を判定していく、という手順になっています。実際の治療現場では、各医師は機械的な選択ではなく、繊細な診断によって治療方法を選択しています。治療効果を検証するための研究では、治療の一律的実施以外に選択の余地はないのだと思います。

〈参 考〉 米国アリゾナ州立大学のアダムス教授らが発表した論文の概要

米国の最新の学会に参加して ～池田勝紀医師の報告～

発達障害に対する食事・栄養療法など薬物療法以外の治療法について、日本よりも米国の方がより積極的で、学会での発表や勉強会なども頻繁に開催されているようです。そんな米国の動向の一端について、最新の学会に出席した池田勝紀医師に報告してもらいました。

二〇一九年八月一四日から一八日までの五日間、米国カリフォルニア州のサンディエゴ市で開催されたIMMH（Integrative Medicine for Mental Health）主催の学会に参加してきました。日本語に訳すと統合医療的メンタルヘルス、つまり精神面の健康の問題を統合医療的な方法を使って改善していくことを目的とした学会です。今回の学会は一〇回目。ＧＰＬ社（グレート・プレーンズ・ラボラトリー。発達障害児のための研究や検査サービスを提供する専門機関）を創設したウィリアム・ショー博士も講師として登壇するということなので、お盆休みを使って出席しました。

参加者は、全米各地からの医師や関係者ら計七〇〇人以上。日本人もいるだろうと思い、何人かに声をかけましたが、会うことはできませんでした。

この学会の特色は、うつ病や統合失調症、不安障害やＡＤＨＤ（注意欠如・多動性障害）、ＡＳＤ（自閉スペクトラム症）などの発達障害に対して、薬物療法だけでなく、栄養療法などを使用した生化学的治療や、神経系トレーニング、リハビリテーション、コーチング的な手法を使用して治療を行うことを目的としていることです。米国で実際に統合医療的な手法を使って患者の治療を行っている医師、そうした治療法についての研究者たちが相次いで登壇し、様々なレクチャーをしていました。すべてのレクチャーや発表は、科学的根拠に基づき、学術論文などを踏まえて説明されていました。実際の症例を交えた発表も多く、論理的で説得力があり、非常に実践的な内容でした。

私が強い関心を持って参加したレクチャーでは、①発達障害などに環境的毒素がどのように影響を与えているのか？ ②その毒素が生体内に存在しているのかどうかを調べるには、どのような検査が必要なのか？ ③発達障害や不安神経症などの症状が起こっているときに、脳内の神経系はどのように働いているのかをSPECT（脳血流グラフィー）やPET（陽電子放射断層撮影）等を使って画像的に認識する方法はあるのか？（分析方法の説明）④それらの情報をもとにして、どのような治療方法があるのか？などについて、具体的な症例を交えつつ説明がなされていました。それぞれ、出席者からも登壇者に対して質問が飛び、活発に議論が行われていました。

注目のウィリアム・ショー博士のレクチャーでは、以下のことを強調されていました。

真菌（カビ）をはじめ、農薬や有害重金属等の様々な毒素が、私たちの脳をはじめとした人体の働きに様々な影響を与えている。これらの毒素は様々な侵入経路をたどって私たちの体の中に入ってくる。人体に入った毒素は、それぞれ特有の働きを持ち、私たちの脳の働きや発達にブレーキをかけている。特定の毒素の体内の存在や、その毒素の人体への影響を調べるためには、それぞれ固有の検査を行う必要がある。様々な毒素の存在の有無を知るために、様々な検査を組み合わせて行う必要がある。それぞれの毒素に対して、それぞれの対応法がある。このため、検査結果に基づき適切な治療を行う必要がある――と。

私は、様々な毒素が人体に大きな影響を与えていることを、改めて再認識しました。

学会の中日の夕方にパーティーがあり、様々な医師たちと情報交換することができました。レクチャーや多くの医師たちとの交流を通して、発達障害の治療と研究のために学ぶべきことの多さを痛感いたしました。また今年四月に会ったショー博士とも再会でき、とても有意義な時間を過ごすことができました。

この分野では、RCT（ランダム化比較試験）に基づく臨床試験などのエビデンス（科学的根拠）を蓄積するのは非常に困難です。しかし、米国の医師たちが、それ以外の方法でも真摯な姿勢で研究にあたり、科学的根拠の蓄積に務めていることに、大変感銘を受けました、彼らの姿勢を見習って、私も真摯に外来や研究を続けていこうと思いを新たにしました。

あとがき
発達障害の人たちが自立できる社会に

発達障害の子どもや大人たちの治療に取り組む七人の医師たちへのインタビュー集。読者の皆さんは、どう評価されたでしょうか。

インタビューを子細に読んでいただくと、オーソモレキュラー（分子栄養学、分子整合学）の医学理論に基づく食事・栄養・キレーション療法（生化学療法、有害重金属の排出）によって発達障害の症状が短期間で劇的に改善したケースがある一方で、数ヶ月から数年かけて大きく改善した、少しずつ改善した、あまり改善しなかった、など様々な事例があることがわかります。

医師たちが「発達障害が治った」と判断するケースは、治療を施した児童が支援学級（障害児を対象とした）を出て、健常児が通う普通学級へ転籍した、などの事例です。

ＬＤ（限局性学習障害）と診断されていた児童が、トップクラスの学力を身につけるようになったり、大学に進学したケースなども報告されています。その子たちに、発達障害的な傾向が完全になくなったのかと言えば、そうでもないようです。それは、そうした傾向が「障害」ではなく、「個性」の範囲に収まるようになったのだと思います。

そのほかでも、「治った」とまではいかなくても、症状が落ち着き、パニック状態で暴れることがなくなった、あるいは少なくなった、といった改善例はしばしば見られるようです。

以前は手に負えなかった子どもが、施設や家庭内で心穏やかに過ごすことができるようになった、などの事例です。向精神薬によって衝動性を抑えることも可能でしょうが、そうした薬に頼ることなく、食事や栄養、キレーションなどによって、ごく自然な形で、症状を改善していく。本人や家族に、安らぎの日々が訪れれば、そこから新たな進歩が始まる。これも、七人の医師たちが掲げている「大事な目標」の一つだと理解しています。

なお、各医師へのインタビューの末尾に添付した〈症例報告〉につきましては、いずれも患者さんのご家族の同意を得て掲載しています。プライバシーに配慮するため、内容の一部を加工しています。読者の皆様のご理解を得られれば幸甚です。

とはいえ、エビデンス（科学的根拠）をめぐる功刀浩医師の厳しいご意見は、やはり正論です。

功刀医師はうつ病などの心の病と栄養が密接に関係していることを地道に実証研究されている方です。その功刀医師が、食事・栄養療法を世に認めさせ、広げていきたいのであれば、何よりもエビデンスが求められる、科学的に証明された根拠を示す必要がある、と指摘されています。

そのためには、二重盲検法によって食事・栄養療法の効果を立証する学術論文を作成し、権威ある科学誌に掲載してもらえることが極めて大切だ、とおっしゃっています。

日本の精神科学会、児童精神科学会、あるいは心療内科学会など既存の専門医の学会などに所属する専門医からも、「食事・栄養療法にはエビデンスがない」との批判の声を聞いており、七人の医師たちも「真摯に受け止めたい」と話しています。

しかし、二重盲検法による治療効果の実証には、膨大な時間と手間、人員、それにコストがかかります。本書では米国アリゾナ州立大学で二重盲検法によって実施・作成された学術論文を紹介しましたが、二重盲検法はもっと大変です。

というのは、二重盲検は、治療を施す患者グループ、治療しない患者グループをつくり、いずれに対しても、外見は同じような食事を用意し、栄養サプリメントを投与する。そのどちらに属するのか本人には知らせず、治療効果を検証する医師や専門家にも知らせない、つまり、二重に目隠しをかぶせる方法だからです。

しかも、食事・栄養療法の治療効果は対象者の年齢や病歴などによって差があるとされていますので、条件に合う患者さんたちをたくさん集めなければならないはずです。その上で、一定期間後（治療後）にそれぞれの症状を調べ、両グループに有意な差があるかどうかを検証するのです。

インタビューに協力していただいた七人の医師の一人は、「二重盲検テストの必要性は認めます。しかし、患者さんたちを治療・非治療グループに分けることは、私にはできません。目の前に患者さんがいれば、救うことしか考えられないからです」とおっしゃいました。

その気持ちも十分に理解できますが、食事・栄養療法を世に広めるためには、どうしても通らなければならない関門です。とはいえ、現在、最前線で発達障害児と向き合っている七人の医師たちにそれを求めるのは酷かも知れません。できることなら、食事・栄養療法に関心を寄せる大学の研究室や独立した研究機関に、治療効果を実証する大規模な研究に取り組んでいただければと思います。近い将来、そんな日が来ることを強く願っています。

様々な事情で本書にインタビューを掲載することはできませんでしたが、ある地方都市の精神科専門病院でオーソモレキュラー医学に基づく食事・栄養療法を実践していました。担当の医師は薬物療法について研修を受け、その効果を認めたうえで、次のように話していました。食事・栄養療法の普及を考えるうえで、重要な示唆を含んでいると思います。

「発達障害の一種の自閉スペクトラム症の患者さんに保険適用されるアリピプラゾール（商品名エビリファイ）という薬剤があります。元々は統合失調症向けに開発され、今は双極性障害（躁うつ病）の患者さんにも処方が認められている薬剤です。脳内の神経伝達物質であるセロトニン、ドーパミン、ノルアドレナリンなどのバランスをとる効果があるのですが、そもそもセロトニンもドーパミンもノルアドレナリンも、それぞれの材量が不足している患者さんにアリピプラゾールを処方しても、十分な効果は得られません。効果がないと、医師は薬の量や種類を増やす傾向にあります。そうすると、副作用も増えます。セロトニン、ドーパミン、ノルアドレナリンは、情緒の安定、意欲など心の活動に欠かせない物質です。その材料となる栄養素を、食事やサプリメントでたっぷり供給することが大変重要なのです。その上で、必要であれば、アリピプラゾールの使用を考えますが、心の安定に欠かせないビタミンB群やミネラルが薬剤分解のために肝臓で消費されてしまうマイナスも考えなければいけません」。

最近、成毛眞氏の著書『発達障害は最強の武器である』（SB新書）を読みました。成毛氏は世界的なIT企業、マイクロソフト社の日本支社にあたる日本マイクロソフト社の社長を長く務めた人物ですが、著書の中で、自身がADHD（注意欠如・多動性障害）であると告白しています。

「小学生の頃、じっとしていることができず、授業中に席を立ち、教室の中を歩き回っていた」「今も、何かに集中すると、他のものが目に入らなくなる」「時間管理ができず、大事なものをよく忘れる」と言うのです。

さらに、米国本社で年に数回ある支社長会議に出席すると、マイクロソフト社を創業したビル・ゲイツ氏が会議中、ずっと体を揺らし続け、感情の起伏が激しく、会話の中で比喩表現を理解できないことがわかったと言います。「つまり、ビルは自閉症なんだ。そう言えば、自分も」と自覚したのだそうです。

あるいは、「他の役員たちも、みんなヘンテコ人間で、発達障害の特徴を持ち合わせる人ばかり」とまで書いています。他の世界的IT企業、アップルやグーグルの研究者たちも同様の傾向があるといい、世界的に著名でこれからの世界でも大きな役割を果たすことは間違いないと言われているIT企業では、一点集中型の特異な人材が活躍しているのです。

成毛氏の主張は明快です。

「これからの時代。特にIT業界やベンチャー企業では、ADHD（注意欠如・多動性障害）やASD（自閉スペクトラム症）の衝動性やハマったものに過集中する特色が生きる。平均的な優等生よりも、一見変わったものの見方をする人間の方が活躍できる。そして新しいステージを切り開く。日本も早く、ヘンテコ人間を受け入れる社会になってほしい」と。

私は、成毛氏の訴えに共鳴します。そして、本書でインタビューした池田勝紀医師の「夢」と「理念」に深く共感します。それは、発達障害の子どもたちの個性を生かす、社会の仕組みづくりです。

池田医師は「統合的発達サポートシステム」と名付けているのですが、①生物医学的支援、②教育的支援、③テクノロジー支援、④社会的支援を組み合わせることで、発達障害の人たちを、税金で庇護を受ける人からTax Payer（納税者）に変えていこうという構想です。

生物医学的支援は医療、教育的支援は放課後デイサービスなどでの療育です。テクノロジー支援は発達障害の人たちの弱点をパソコンなどのテクノロジーで補う、例えば計算の苦手な子を電卓機能で手助けする、といった意味合いです。そして、最後の社会的支援こそが成毛さんの主張と重なります。発達障害の人たちが自立し、その特異な才能を発揮し、社会に貢献できる場を用意する。そんな社会の実現を視野に入れているのです。

でも、まずは最初の一歩から。食事・栄養・キレーション療法への社会の理解を広げ、この療法を実践する医療施設の数を増やす。そして、こうした医療施設と連携した放課後等デイサービスなどの療育施設を増やすことです。

池田医師のクリニックに併設された東京の療育施設に続き、大阪府堺市では「キッズ・スタイル」という名の放課後等デイサービス施設が今春にオープンする予定です。食事・栄養療法を取り入れた地元の医療施設と連携する関西では初めての施設で、私も応援していきます。

この本の執筆を機に、発達障害の子どもたち、大人たち、そしてご家族の方々を支援する輪が全国に広がることを願い、筆を置きます。

最後に、取材に応じていただいた医師の方々や関連施設のみなさま、さらには関係者の方々にお礼を申し上げます。

2020年2月

樋田　毅

樋田　毅（ひだ　つよし）
フリージャーナリスト。1952年生まれ。愛知県出身。県立旭丘高校卒業。早稲田大学第一文学部社会科卒業。78年、朝日新聞社に入社。高知支局、阪神支局を経て大阪社会部へ。大阪府警担当、朝日新聞社襲撃事件取材班を経て、京都総局次長、地域報道部・社会部次長、和歌山総局長などを歴任。2017年12月に退社。18年2月、『記者襲撃　赤報隊事件30年目の真実』（岩波書店）を出版。

発達障害　食事・栄養・キレート療法をご存じですか?

2020年2月18日発行

著　者　樋田　毅
発行人　中井健人
制　作　株式会社ウェイツ
装　丁　赤穂有実子
印　刷　株式会社シナノパブリッシングプレス
発行所　株式会社ウェイツ
〒160-0006
東京都新宿区舟町11番地
松川ビル2階
電　話　03-3351-1874
http://www.wayts.net/

Printed in JAPAN
ISBN978-4-904979-29-7